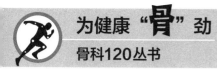

为健康"骨"劲

骨科120丛书

总顾问 刘昌胜 张英泽 戴尅戎
总主编 苏佳灿

骨科石膏技术 120问

主编 ◎ 王光超 魏强 尚帅

上海大学出版社

图书在版编目(CIP)数据

骨科石膏技术 120 问 / 王光超,魏强,尚帅主编.
上海:上海大学出版社,2024.7. --(为健康"骨"
劲 / 苏佳灿总主编). -- ISBN 978 - 7 - 5671 - 5013 - 3

Ⅰ. R687. 3 - 44

中国国家版本馆 CIP 数据核字第 20240PP184 号

策划编辑　陈　露
责任编辑　厉　凡
封面设计　缪炎栩
技术编辑　金　鑫　钱宇坤

为健康"骨"劲

骨科石膏技术 120 问

王光超　魏　强　尚　帅　主编
上海大学出版社出版发行
(上海市上大路 99 号　邮政编码 200444)
(https://www.shupress.cn　发行热线 021 - 66135112)
出版人　戴骏豪

＊

南京展望文化发展有限公司排版
上海颛辉印刷厂有限公司印刷　各地新华书店经销
开本 890mm×1240mm　1/32　印张 4　字数 80 千
2024 年 8 月第 1 版　2024 年 8 月第 1 次印刷
ISBN 978 - 7 - 5671 - 5013 - 3/R・58　定价　58.00 元

本 书 编 委 会

主　编　王光超　魏　强　尚　帅

编　委（按姓氏笔画排序）

王光超（上海交通大学医学院附属新华医院）

苏佳灿（上海交通大学医学院附属新华医院）

杨义伟（海军军医大学第一附属医院）

李　涛（上海交通大学医学院附属新华医院）

李祖浩（上海交通大学医学院附属新华医院）

张　浩（上海交通大学医学院附属新华医院）

张元维（上海交通大学医学院附属新华医院）

陈　晓（上海交通大学医学院附属新华医院）

尚　帅（上海交通大学医学院附属新华医院）

竺　纬（上海市第十人民医院）

孟召峰（山东健康集团新汶中心医院）

胡　衍（上海交通大学医学院附属新华医院）

秦　晶（海军军医大学第一附属医院）

盛世豪（上海交通大学医学院附属新华医院）

崔　睿（上海交通大学医学院附属同仁医院）

霍宁宁（上海市第一人民医院）

魏　强（海军军医大学第一附属医院）

序　言

　　"岁寒,然后知松柏之后凋也。"意为一个人的节操与品行,只有在困境中才能显现。而我等从医者,正是立志守护人身之"松柏"——强健的骨骼。

　　骨为身之干,支撑起生命的屹立不倒。然世间疾病千奇百怪,骨疾尤为凶险。有如暗夜突袭的骨折创伤,似无声蚕食的骨质疏松,或如幽灵般游走的骨肿瘤……无不考验着骨科医者的智慧与经验。

　　本丛书以"强骨"为宗旨,撷取骨科领域精华,解答患者关切。自创伤骨科到关节外科,从脊柱到四肢,举凡骨科疑难疑点,图文并茂,一一道来。寓医理于浅言,蕴经验于问答。言简意赅却包罗万象,通俗晓畅而雅俗共赏。

　　本丛书共21个分册,涵盖骨科所有常见疾病,是目前国内最系统、最全面的骨科疾病科普系列丛书。从骨折、骨不连等常见创伤,到骨性关节炎、骨质疏松等慢性病,从关节镜微创技术到修复重建难题,从骨科护理常识到康复指导,可谓全方位、多角度、立体化地解答骨科常见疾病诊疗问题。120问的内容设计,聚焦读者最迫切的疑惑,直击骨科就诊最本质的需求,力求读者短时间内获取最实用的知识。这是一系列服务骨科医患共同的工具书，更是一座沟通医患的桥梁。

"岁月不居，时节如流。"随着人口老龄化加剧，骨科疾病频发。提高全民骨健康意识，普及骨科养生保健知识，已刻不容缓。我们坚信，树立正确观念，传播科学知识，能唤起公众对骨骼健康的关注，进而主动规避骨病风险。这正是本丛书的价值所在，亦是编写初衷。

让我们携手共筑健康之骨，守望生命之本，用"仁心仁术"抒写"岁寒不凋"的医者丰碑，用执着坚守诠释"松柏常青"的"仁爱仁医"。

"博观而约取，厚积而薄发"，愿本丛书成为广大读者的良师益友，为患者带去希望，为医者增添助力。让我们共同守护人体这座最宏伟的"建筑"，让健康的骨骼撑起每一个生命的风帆，乘风破浪，奋勇前行！

总主编 苏佳灿

2024 年 7 月

前 言

　　石膏技术作为骨科一项重要的治疗手段,一直以来都扮演着非常重要的角色。它不仅为数以百万计的患者提供了治疗和康复的机会,还见证了医学进步带来的伟大成就。《骨科石膏技术120问》旨在为广大读者对骨科石膏技术进行一次全面深入的介绍,以更好地了解和运用骨科石膏相关技术。

　　石膏,这个看似简单的材料,实际上蕴含着丰富的医学智慧。它在骨折治疗、关节稳定、畸形矫正、韧带修复和康复过程中发挥着不可或缺的作用。尽管这一技术已应用了几个世纪,但仍在不断发展和演进,以满足现代医学的不断挑战和需求。

　　作为读者,您可能是医疗从业者,希望深入了解骨科石膏技术的原理和应用。您也可能是患者或家属,正在经历骨折康复过程,希望了解更多关于治疗过程的信息。无论您的角色如何,我们都希望这本书能够为您提供有价值的信息和参考。

　　本书以问答的形式呈现,围绕着骨科石膏技术的各个方面,提供了120个问题的详细解答。这些问题包括了从基础知识到高级技术的各个层面,旨在满足不同读者的需求。我们将深入探讨石膏的制备方法、化学性质、固定原理,以及它在各种骨折和损伤情况下的应用。

与此同时，我们也关注患者的需求和关切，解答了一系列与石膏固定治疗相关的常见问题，如疼痛管理、康复及石膏的维护。我们希望本书能够帮助患者更好地理解治疗过程，并与医疗专业人员合作，以取得最佳的康复效果。

在骨科石膏技术这个医学之旅中，我们将一同探索，了解它如何给患者带来健康，带来希望。我们要感谢所有为本书作出贡献的医学专家和作者，以及所有那些在骨科石膏技术领域默默奉献的医护人员。

最后，愿这本书能够成为您学习、探索和了解骨科石膏技术的一扇明窗。

编　者

2024 年 6 月

目　录

第二篇 骨科石膏技术治疗的理论基础

第三篇 骨创伤手法复位方法（骨折、脱位）

第四篇　各部位石膏技术

第五篇 骨科石膏固定患者的护理

第六篇 骨科石膏固定后的康复锻炼

第一篇
骨科石膏技术的基本知识

石膏最早是在什么时候开始医用的?

上古我国神农氏就在《本草经》上记载把石膏当作药物来治疗疾病。古埃及文献中提到了关于使用石膏来固定骨折的记载,人们使用石膏和其他材料来制作支具,以帮助骨折愈合。古希腊希波克拉底(Hippocrates)也提到了使用石膏和其他包扎材料来治疗骨折。古罗马医生盖伦(Galen)在他的医学著作中也提到了使用石膏来治疗骨折。

石膏绷带什么时候开始大量应用于矫形外科的?

19 世纪末,医学和外科学领域经历了显著的发展和改进。石膏绷带开始被广泛应用于固定骨折,以帮助骨折正确愈合。这个时期,石膏绷带的制作和应用逐渐标准化,以确保固定的稳定性和有效性。

20 世纪初,随着医学科学的进步,石膏绷带成为矫形外科医生的主要工具之一,用于治疗骨折、畸形矫正和其他骨科问题。在这个时期,医生和工匠开始研究和改进石膏绷带的制作和应用技术。

20世纪中期以后,随着医学技术的进一步发展,矫形外科治疗方法得到不断改进,但石膏绷带仍然是骨科治疗的重要组成部分,但现代医学也引入了更多的技术和设备,如手术干预、内固定和影像学诊断。

总的来说,石膏绷带在矫形外科领域的广泛应用始于19世纪末至20世纪初,随着时间的推移,医学技术不断进步,骨科治疗方法得到了改进,但石膏绷带仍然在某些情况下是一种重要的治疗工具。

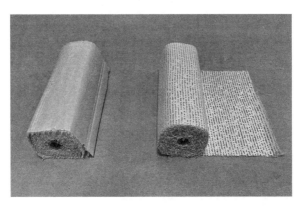

传统石膏绷带

3 医用高分子石膏是如何应用于临床的?

医用高分子石膏的发展历史可以追溯到20世纪初,随着医学和材料科学的进步,它不断地得到改进和发展。

20世纪初,最早的石膏固定材料通常由硬石膏制成,它们在固定骨折和支撑四肢方面起到了关键作用。然而,这些硬石膏材料比较厚重、不透气,容易引起皮肤问题。

40年代,医用高分子石膏首次出现,这些新型材料具有更轻便、更透气的特性,与传统硬石膏相比,更容易使用,并且减少了患者的不适感。

60年代,随着材料科学的发展,高分子石膏的配方和制造技术得到进一步改进。这个时期,高分子石膏开始在临床中广泛使用,取代了传统硬石膏的地位。

70年代,医用高分子石膏的研究和发展继续进行,不断提高了其适用性和性能。这些改进包括更好的可塑性、耐用性和防水性。

21世纪初,高分子石膏材料继续演化,医用领域中出现了更

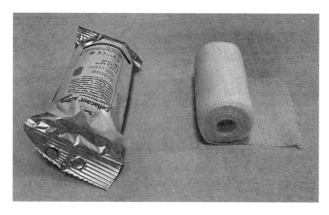

高分子石膏绷带

多创新的材料和设计,以提供更多的舒适性、透气性和便捷性,同时仍然提供必要的骨折固定和支持。

总的来说,医用高分子石膏的发展历史经历了多个阶段,从最早的硬石膏到现代的轻便、透气、可塑性更好的高分子石膏材料。这些进步有助于提高患者的康复体验,减少了与传统石膏使用相关的不适感和并发症,使患肢固定更加有效和舒适。

4 医用高分子石膏绷带是否可以完全替代传统石膏绷带?

从专业角度而言,因患肢固定引起的肢体不适以及相应的"骨折病"是骨科医师较为头痛的问题。医用高分子石膏轻便、透气、可塑性好,有助于提高患者的康复体验,减少了使用传统石膏相关的不适感与并发症,但是,它们的可塑性在某些情况下可能不如传统石膏绷带,且价格相对昂贵,因而有待于进一步发展和提高。传统石膏绷带固定相比高分子石膏更加贴服肢体,可以更方便地进行塑形,从而起到更好的固定与维持复位效果。而且,相对于高分子石膏来说,传统石膏绷带更加廉价。虽然包扎后可能引起多种并发症,但随着包扎技术的改进和治疗水平的提高,这些并发症基本上可以减少甚至避免。因此,传统石膏绷带仍然在临床广泛使用,而高分子石膏也同样具有广泛的应用前景。

5 石膏有哪些适用于骨科的理化性质?

石膏在骨科和医疗领域中的适用性主要源于其特定的化学性质和物理性质。

硬化：石膏在与水混合后会发生硬化的化学反应。这个反应涉及硫酸钙的形成，将石膏变成坚硬的固体。这使得石膏成为制作支具和固定骨折的理想材料。

可模塑性：石膏在初次接触水时是可塑的，可以塑造成适合矫形外科需要的形状。医生可以将石膏绷带或支具应用于患者的受伤或骨折部位，然后等待其硬化。

生物相容性：石膏通常具有良好的生物相容性，不会引起严重的过敏反应或其他不适。这使得它可以用于长期的骨科固定。

透气性：石膏通常具有一定的透气性，这对皮肤的健康和舒适性非常重要。透气性允许空气流通到皮肤下面，减少湿气积聚。

重量轻：石膏是一种相对轻量的材料，这对患者的舒适性和便携性非常重要。

石膏的理化性质使其适用于骨科固定和支撑，但它也有一些局限性，例如不适合用于湿环境，因为湿润会导致其失去硬度。

石膏是怎么硬化的?

石膏是通过与水反应而硬化的。这个硬化过程涉及硫酸钙这种化学物质的形成,这将石膏从可塑状态转变为坚硬的固体。

石膏粉的"临界点"的定义是指石膏在硬化过程中不再需要搅动而能自然硬化并变得坚固的阶段。在临界点之后,不能再抚摩和改变关节和骨折的位置,否则石膏就不能很好地固化。石膏在接触水后开始逐渐硬化,硬化时间通常较短。医生必须在石膏达到所需硬度之前完成操作。一旦石膏固化,它会保持坚硬的状态,并提供支持和固定骨折或受伤部位的功能。硬化后的石膏中含有水分,其蒸发速度与空气的湿度、温度和石膏周围的通风状态有关。通常情况下,石膏完全干燥大约需要 7 天时间。

 打了石膏以后还能拍片子吗?

石膏具有 X 线透过性,因此打过石膏之后是可以拍片子的。石膏可能会对图像质量产生一定的影响,因为它会遮挡部分 X 射线。X 线的吸收率与被透过的物质密度成正比,所以石膏包得越厚,吸收 X 线的能力就越强,X 线片就会越显得模糊不清。但是,石膏中的水分多少对于 X 线硬度和感光时间没有明显影响。

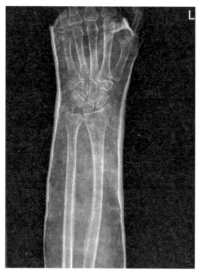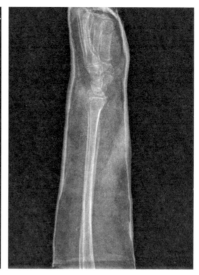

打石膏后 X 线片

8 如何手工制作石膏绷带卷?

（1）石膏粉的制造和贮藏：外科所用的石膏粉是指熟石膏而言。加工的方法是将天然出产的生石膏磨成粉末，筛去粗粒，放入大锅内用缓火炒制，不断地用锅铲搅拌。炒制温度不超过125℃。炒到石膏粉细腻洁白，用手试时略带黏性为止。炒好的石膏粉应保藏在冷而干燥的地方，不能暴露在空气中，通常最好用不通风的铅皮箱保藏。

（2）纱布的准备：纱布应该选择质地精良、分格均匀而有吸湿性的细纱布，不能太密或太疏，因为太疏的纱布石膏粉容易脱落,太密的会妨碍各层纱布间石膏粉的融合和结晶。纱布经过上浆和烘干并烫平。

(3)石膏绷带卷的制作:分为手工制作与机器制作。手工制作时,右手向前推铺石膏粉,左手随时卷起石膏绷带卷。机器制作则是利用制造器的远端有一个小圆柱,贯穿纱布绷带卷的中心,纱布绷带的一端通过制造器中部的活门下,由小盒的近侧穿出。在小盒中盛满石膏粉,石膏的重量使它自动地铺进纱布细格中。卷起通过小盒的纱布绷带,就成为所需的石膏绷带卷了。

9 石膏技术有哪些功能?

骨科石膏技术在医学中具有多种功能和应用,主要用于支持、固定和治疗骨折、关节损伤、畸形矫正和其他骨科问题。常见的功能有:长时间固定肢体;使肢体保持某一特殊位置,控制肌肉的不必要收缩和活动;减轻或消除身体患病部位的负重;保护患部,避免再度受到外伤;有时可以暂时封闭伤口,减少混合感染的机会。可以利用石膏与肢体表面成型作着力点,用来牵引或伸展;还可以用来翻制模型。因此,石膏技术是矫形外科中一种有力的治疗手段。正如 Schanz 所说,没有石膏,就没有矫形外科。

10 石膏技术的适应证有哪些?

石膏技术在医学中有多种适应证,主要用于支持、固定和治疗骨折、关节损伤、畸形矫正和其他骨科问题。以下是石膏技术的一些常见适应证:

骨折:石膏常用于固定和稳定骨折,以帮助骨折断端正确愈合。它适用于各种类型的骨折,包括肱骨、腓骨、桡骨、胫骨等。

畸形矫正:石膏可以用于治疗和矫正畸形,如脊柱侧凸、脊柱侧凹、肢体畸形等。通过逐渐改变石膏的形状,可以实现畸形的矫正。

关节损伤:石膏可以用于支持和固定关节损伤,如膝关节、踝关节、肘关节等,它有助于减轻疼痛和促进康复。

手术前和手术后支持:在某些情况下,石膏可用于手术前的准备或手术后的康复,它可以帮助稳定受伤部位,减少疼痛和移位的风险。

韧带和肌腱损伤:石膏可用于治疗韧带和肌腱损伤,如十字韧带损伤、跟腱炎等。

腱鞘炎:对于某些腱鞘炎患者,石膏可用于减轻疼痛并保护受伤部位。

肌肉和关节炎:石膏可用于支持和减轻肌肉和关节炎引起的疼痛和不适。

脱位:在处理脱位时,石膏可以用于支持和稳定关节,使其能够正确复位。

骨骼感染：在某些情况下，石膏内可以加入抗生素，以治疗骨骼感染。

11 石膏技术的禁忌证有哪些？

患者全身情况较差时，石膏固定可能会加重病情并危及患者生命；患部伤口有可疑症状厌氧性感染时；怀孕的妇女不宜绕胸腹部包扎；呼吸或循环系统以及肾功能不全者不宜进行躯干包扎。

12 石膏绷带有哪些种类？

石膏绷带根据其包扎形状和部位的不同，一般分为石膏托、石膏管型和石膏床三种。

（1）石膏托：将石膏绷带来回折叠成 8～12 层的条状，置于肢体的一侧，然后用纱布绷带包扎，使之成型以达到固定目的。

（2）石膏管型：以石膏托为基础，再用石膏绷带缠绕成管状。

（3）石膏床：用躯干部的石膏托，习惯上称为石膏床，又分为前石膏床和后石膏床。

13 什么是"有衬垫石膏""无衬垫石膏",分别如何应用于临床?

为了保护骨隆突部的皮肤和其他软组织不受坚硬的石膏所压伤,在石膏固定之前,必须放置好衬垫。根据衬垫的多少,可分为有衬垫石膏和无衬垫石膏。

在肢体上先用棉纸或其他衬垫物作螺旋形包扎1~3层,然后再包扎成石膏管型,这称为"有衬垫石膏"。只在石膏型的边缘部和骨性突起部用棉纸作一薄层的环形包扎或衬垫,而其他部分让石膏和皮肤直接密贴所包的石膏型,称为"无衬垫石膏"。

14 打石膏需要剃毛吗?

无衬垫石膏型通常是直接密贴皮肤包扎而成的,因此皮肤并不需要剃毛,所以汗毛会粘到石膏结晶里。这样,汗毛就好比数不清的斜拉索,牵住软组织和皮肤,确保软组织和皮肤部得到确实固定。又因汗毛均匀地密布在皮肤上,所以不会引发局限性皮肤牵扯痛。如果个别汗毛粘到了石膏型的边缘,当患者活动身体时可能会引起疼痛。通常这种情况很少发生,因为石膏的边缘部是一圈棉纸环形覆盖着的。当然,也必须特别注意保护会阴部的阴毛。

在拆除石膏时，并不会引起拉扯汗毛的疼痛，因为大约 3 周后汗毛就已经死亡而变得容易脱落了。

15 有些伤者手术以后还需要石膏固定，那手术伤口怎么处理啊？

手术后缝合的清洁创口，用消毒纱布覆盖后，再用棉纸轻轻包绕，禁止使用橡皮膏作环形粘贴，以免引发局部肿胀、血液循环障碍和变态反应。缝线不必急于早期拆除，一般在更换石膏型时视情况拆线。由于石膏本身的碱性对普通病原性微生物有抑制生长的作用，因此不必过于担心创口上只有薄薄的一层敷料会被外来的微生物透过石膏而引起创口感染。

当然，如果需要密切观察伤口，也可以通过石膏开窗的方法，

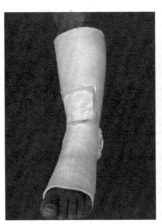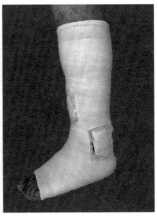

石膏开窗后

将石膏部分剖开,形成一个观察和处理手术创面的窗口。

16 在石膏固定时,一般将肢体固定在什么位置比较好?

一般关节创伤、挫伤、烧伤和炎症等情形,将石膏固定关节在中立位置时患者最容易接受。中立位置是患部关节周围组织最松弛的位置,因此能够消除和减少肌肉痉挛和关节囊因渗液引起的紧张情形到最低程度。关节处于中立位时,周围的肌肉都处于最松弛的状态,所以骨折更易于整复。一般来说,四肢关节的固定位置如下:

肩关节:外展 60 度~90 度(儿童较成人为大),前屈 30 度~45 度,外旋 15 度~20 度;

肘关节:屈曲 80 度~90 度,前臂中立位;

腕关节:背屈 30 度,尺偏 5 度~10 度(食指与前臂的纵轴在一条直线上);

拇指关节:对掌位;

食指关节:掌指关节 140 度,近指间关节 130 度,远指尖关节 150 度;

髋关节:外展 10 度~15 度,前屈 15 度~20 度,旋转中立位;

膝关节:屈曲 5 度~20 度;

踝关节:保持 90 度中立位。

如何使用石膏绷带进行肢体固定？

　　取一卷石膏绷带轻轻地水平放入水桶中，当水分充分浸入石膏绷带卷后，等水面上不再有气泡浮起时即可取出。用两手对压的方式将石膏绷带卷内多余的水分挤去，然后将挤干水分的石膏绷带卷在平滑光洁的桌面上摊开，至所需长度后由助手按住，再把绷带卷折回，向相反的方向继续摊开。这样来回折叠6～8层，随时用手掌用力在桌上抚平条带，使各层纱布紧密贴合，不含空气和皱褶，使石膏条带构成一条平滑而紧密的长条。将湿的石膏条带迅速放到患者肢体上，并立即使其与皮肤紧密贴合。在关节两侧突出的石膏条带边缘进行剪口处理，使条带能围拢关节的两侧，但注意不要在此处形成有害的皱褶，以免石膏硬化后压迫肢体。随后在条带外面用石膏绷带作螺旋形包扎，并再次抚平以确保石膏形状，等待石膏硬化即完成。

18 怎样才能让石膏更加美观？

　　石膏型包扎完毕后，为了提升其美观度，需要进行一些美化处理。具体方法如下：

　　（1）最简单的方法是在石膏开始硬化之前，不断地用手或光滑的工具轻轻抚摩石膏型表面，使得石膏型表面平滑均匀。包扎医师应确保手或手套上无石膏小硬粒,以免影响抚摩效果。

（2）用略微湿润的石膏绷带卷,在石膏型上轻轻打磨,亦能使石膏型表面光滑。

（3）在石膏型干燥的表面上撒上适量的滑石粉,能使表面更加光滑,并增强其抗污性。

19 石膏什么时候需要进行开窗?

躯干部石膏型包扎好后,为了方便患者进食通常需要在上腹部开一个大约 15 厘米×18 厘米大小的窗口。对于头颈部的石膏,则需在喉头部开一个小长方形的窗口,以确保患者能够正常下咽。

肢体上的创伤,如需观察或处理创口也需要进行"开窗"处理。如果预先决定在某部开窗,应在健侧对称部位做好标记。所开的"窗口"大小应适中,不宜比创伤面大很多,以免影响石膏的固定效果。

石膏型变硬以后,如果患者感觉其中肢体有持续性的局限性疼痛,就提示该处可能是石膏局限性压迫点,应立即确定疼痛部位并"开窗"以解除压迫。

什么时候需要拆除石膏?

肢体经过足够时间的固定后,若病情已经痊愈,就须拆除石膏。除此以外，若遇到下列情形之一者，也应立即拆除石膏：

（1）石膏包扎后创口出现再出血情形时（但少量渗血并不是拆除石膏的指征）。

（2）肢体出现厌氧菌感染的可疑症状时。

（3）包扎部位创口引流不畅时。

（4）石膏过紧，引起末梢血液循环障碍时。

（5）躯干包扎石膏型后出现严重呼吸和心血管循环障碍时。

（6）石膏包扎过久，发生松动，固定失效时。

（7）儿童石膏包扎满 3 个月，若继续包扎可能妨碍正常发育时。

21 石膏包扎固定可能出现哪些并发症？

感染：当皮肤被石膏包裹时，汗液、细菌或其他微生物可能进入石膏内部，导致感染发生。感染通常会引起红肿、疼痛和发热等症状。

压迫性神经病症：骨折处的肿胀或石膏过紧可能导致压迫性神经病症的发生，这是一种紧急情况，需要立即处理。症状包括剧烈疼痛、麻木、肌肉无力和肿胀等。

血栓形成：长期卧床或缺乏运动可能增加静脉血栓形成的风险。这些血栓可能在骨折部位或其他部位引发严重并发症，如肺栓塞等。

骨折愈合不良：即使骨折部位经过石膏固定，有时骨头也可能未正确愈合,导致不良愈合或畸形。

皮肤问题:穿戴石膏时,皮肤可能受到压力和摩擦,从而出现疼痛、破损、溃疡或瘙痒等问题。

肌肉萎缩和关节僵硬:由于长时间不运动,受伤的肢体可能发生肌肉萎缩和关节僵硬,这通常需要康复训练来恢复功能。

过敏反应:在某些情况下,石膏中的材料可能引发过敏反应,尤其对于那些对某些材料敏感的人。

精神健康问题:长期的骨折康复过程可能会对患者的精神健康产生负面影响,如焦虑、抑郁或社交隔离。

骨折石膏固定后,患者和医生都需要密切关注潜在的并发症,并采取必要的措施来最大限度地减少这些风险。

22 患者在石膏包扎固定后应该注意哪些问题?

保持石膏干燥:避免沾水、雨水或湿气,因为湿石膏可能引发感染,或导致石膏失去固定效果。可以使用塑料袋、塑料封口套或其他防水措施来保护石膏。

避免自行调整石膏:切勿试图自行调整或修复石膏。如果感到不适或有问题,应当及时联系医生,以避免损伤或发生并发症。

提高受伤部位:当坐或卧床时,尽量将受伤的部位垫高,以减轻肿胀和疼痛,这有助于促进血液循环。

避免负重或活动:在医生的指导下,避免使用受伤部位,不要负重、行走或进行活动，以免引起骨折移位或石膏松动。

疼痛管理：如果感到疼痛，应按医生的建议服用止痛药。切勿自行改变药物剂量或频率，以免出现不良反应。

注意饮食和保持健康：良好的饮食、足够的水分和充足的睡眠有助于促进愈合。受伤后，身体需要额外的营养来支持康复。

观察并发症：密切关注石膏固定区域的任何变化，如疼痛、肿胀、瘙痒、红肿、感染迹象或其他不适。如果出现这些问题，应尽快咨询医生。

密切沟通：定期到医院复查，及时报告任何问题或症状的变化，以便获得及时的治疗和建议。

总之，遵循医生的建议、保持石膏干燥、避免自行调整石膏、控制疼痛、注意康复和密切观察可能出现的问题是石膏包扎固定后患者应该注意的关键问题，这有助于确保骨折得以愈合，并降低并发症的风险。

23 为什么打好石膏以后医生会让患者一周后一定要来医院复查？

医生通常要求患者在骨折打好石膏后一周内前来复查，这主要是出于以下几个重要原因：

检查石膏固定情况：一周后复查可以让医生检查石膏固定是否仍然稳固有效。有时候，由于肿胀消退或其他因素，石膏可能会变松或不再紧密贴合，这可能会影响骨折愈合过程。此时，医生会评估石膏是否需要重新调整或更换。

评估骨折愈合进展：一周后，医生可以通过 X 光或其他成像技术评估骨折愈合进展。医生会观察骨折是否保持在正确的位置，以及是否出现任何不正常的愈合迹象。这有助于确定当前的治疗计划是否仍然有效或需要进行调整。

观察并发症：一周后的复查也是用来检测是否有任何并发症的时机。这包括感染、压迫性神经病症、血栓形成或其他与骨折和石膏固定相关的问题。及早发现并处理这些问题可以减轻患者的不适，并提高治疗成功率。

调整治疗计划：根据一周后的检查结果，医生可以决定是否需要调整治疗计划，比如调整石膏的松紧度、改变康复计划或调整药物治疗。

提供患者支持和教育：复查时，医生还可以与患者讨论康复进展、康复锻炼的方案和生活方式建议。这有助于患者更好地理解如何照顾受伤部位，以及如何最大限度地促进愈合。

总之，一周后的复查是确保骨折治疗计划有效并监测潜在问题的关键步骤。医生会根据复查的结果来优化治疗方案，确保患者的康复顺利进行。

 为什么打好石膏以后末端肢体经常会淤青？ 多久能消掉啊？

石膏固定后末端肢体出现淤青是比较常见的现象，这通常是由以下几个原因导致的：

创伤性淤血：骨折本身通常伴随着创伤性淤血，这是因为受伤部位的血管和组织受到了损伤，导致血液积聚在局部组织中，形成淤血淤青。

手术或包扎操作引起的局部血液淤积：在打石膏或进行手术时，操作可能会对局部组织造成一定程度的挤压或损伤，导致血液淤积，进而引起淤青。

石膏的压力：石膏固定时通常需要施加一定压力，以确保骨折部位保持在正确位置。然而，这种压力有时可能会对局部血流造成一定影响，导致淤血淤青。

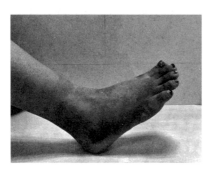

石膏固定后末端肢体淤青

淤青通常会在一段时间内逐渐减轻和消退，具体时间取决于淤血的严重程度和个体差异。一般来说，轻度淤青可能在一到两周内逐渐减轻，而重度淤青可能需要更长时间才能完全消退。

25 石膏固定后的肢体特别痒怎么办？

石膏固定后，肢体出现痒感是相当常见的现象，这通常是由于皮肤被石膏封闭，空气流通不畅，从而导致皮肤不适和痒感。

以下是一些可以尝试的方法来缓解石膏下的痒感：

不要抓挠：尽量避免抓挠石膏下的皮肤，因为这可能会引起皮肤损伤或感染，并可能损坏石膏固定。抓挠还可能加剧皮肤刺激，导致更严重的痒感。

使用冷气或风扇：使用风扇或冷气可以帮助改善石膏下的空气流通，从而减轻痒感。

轻轻拍打：轻轻拍打石膏固定部位，而不是抓挠，这有助于缓解痒感，同时不会损伤皮肤。

适度保湿：使用无香料、无刺激性的保湿乳液轻轻涂抹在石膏固定部位的皮肤上，以减轻皮肤干燥和痒感。请确保保湿乳液在石膏上完全干燥后再使用，以免滋生细菌。

避免灌水或湿气：避免石膏湿润，因为湿气可能引发皮肤问题或感染。如果石膏意外被弄湿，应尽快通知医生。

与医生沟通：如果痒感非常严重或持续不退，应与医生沟通。医生可能会考虑更换固定方式或提供其他治疗建议。

分散注意力：尝试分散注意力，参与一些轻松的活动，以减轻对痒感的关注度。

请记住，石膏下的痒感通常是暂时的，随着康复时间的推移，会逐渐减轻。请不要自行尝试破坏石膏以获取舒适，因为这可能会影响骨折愈合过程。

26 患者下肢进行了石膏固定，现在感觉已经不疼了，是不是就可以带着石膏走路了？

即使患者感觉下肢已经不疼了，也不应该自行决定戴着石膏走路，除非得到医生的明确许可。首先，骨折未必完全愈合，不再感到疼痛并不一定意味着骨折已经完全愈合。骨折通常需要更长的时间来愈合，即使表面上感觉好转，骨头可能仍然处于不稳定状态。其次，石膏的主要作用是固定和保护骨折部位，防止骨头错位或进一步受伤。如果过早移动或负重，可能会中断愈合过程，导致骨折未能恢复到足够强度，增加再次骨折或愈合不良的风险。医生会根据 X 光或其他成像检查来评估骨折的愈合情况。只有在医生明确许可的情况下，患者才能开始逐渐增加负重和行走。如果过早负重或行走，可能会导致石膏松动、骨折错位、压迫损伤肢体等并发症。

第二篇
骨科石膏技术治疗的理论基础

27 骨折治疗原则是什么？

（1）复位：对移位的骨折尽早进行整复，以期达到早期和满意的复位效果。

（2）固定：对复位进行有效的维持，直到骨折愈合。理想的固定方法包括：骨折区血液供应破坏程度轻；骨折部位最大限度的稳定；允许肌肉关节最大范围的运动；便于调整；固定作用不易失效；不良反应小，并发症少。

（3）功能保存与恢复：对未受累的关节进行充分活动，保留其功能；对受累的关节强调早期无痛性锻炼，以恢复其功能。

28 骨折愈合经历哪些生物学过程？

骨折愈合是一个复杂的生物学过程，涉及多个阶段和多种细胞的参与。

（1）血肿形成：当骨折发生时，血管和组织受损导致出血。

这会形成血肿,即在骨折部位聚集的凝血块。血肿有助于提供一种初步的支持结构,并向骨折部位输送营养和免疫细胞。

(2)炎症阶段:在骨折部位,炎症反应迅速发生。白细胞(如中性粒细胞和巨噬细胞)移动到伤口处,清除死亡组织和病原体,同时释放化学物质来刺激愈合过程。

(3)软骨形成:在炎症阶段之后,软骨开始在骨折部位形成。这一过程通常由软骨细胞(软骨母细胞)执行,它们产生一种称为软骨基质的物质,逐渐填充骨折间隙。

(4)骨形成:在软骨形成之后,新的骨组织开始逐渐替代软骨。这个阶段由骨细胞执行,它们沉积骨基质,并最终形成硬的骨组织。这个过程通常分为两个阶段:

① 新骨的初级愈合:当骨折碎片非常接近并保持稳定时,骨折可能会经历初级愈合。在这种情况下,骨折碎片之间没有明显的软骨形成,而是直接由骨细胞生成新骨组织。

② 新骨的次级愈合:如果骨折碎片之间存在一些间隙或移动,就会经历次级愈合,其中软骨逐渐转化为骨组织。

(5)重塑和重建:一旦新骨形成,骨折部位会经历重塑和重建过程。在这个过程中,骨细胞会不断重塑和调整骨组织,以恢复其原始形状和强度。这个过程可能需要数月到数年的时间,直到骨折最终愈合。

总的来说,骨折愈合是一个复杂的生物学过程,需要多个细胞类型和分子信号协调作用。骨折的类型、严重程度以及治疗方法都可能影响愈合的速度和结果。

29 骨组织血液供应具体有哪些？

　　骨组织的血液供应是维持骨骼健康和功能的关键因素之一。骨骼系统中的血液供应是通过骨膜、骨内血管系统和骨髓来实现的。

　　骨膜：是覆盖在骨骼表面的坚韧薄膜，它包括两个层次，即外骨膜和内骨膜。外骨膜是坚硬的纤维层，贴附在骨的表面，提供保护和支持。内骨膜是含有血管、神经和成骨细胞的更薄层次，负责营养骨组织。

　　骨内血管系统：包括血管和血管网络，它们穿过骨骼的骨质组织，为骨组织提供氧气、营养物质和其他必需的生物分子。骨内血管系统分为三个主要部分：① 营养动脉：这些大型动脉从身体的主要动脉分支中分出，负责将氧气、葡萄糖和其他营养物质输送到骨骼。② 骨内小动脉：这些小动脉在骨内分支形成血管网络，确保血液分配到骨骼各个部分。③ 骨内静脉：这些静脉负责将废物和二氧化碳等代谢产物从骨骼中排出，以及将血液从骨骼返回循环系统。

　　骨髓：骨髓是骨内的软质组织，有两种类型，即红骨髓和黄骨髓。① 红骨髓是骨组织中血液和免疫系统细胞的主要生产地。它负责生产红血细胞、白血细胞和血小板。② 黄骨髓主要由脂肪组织构成，功能较少，但在某些情况下可以转化为红骨髓。

骨组织的微循环：骨组织包含丰富的微血管网络，包括小动脉、小静脉和毛细血管。这些微血管确保了骨细胞获得足够的氧气和养分，同时将代谢产物排出。

总的来说，骨组织的血液供应对于维持骨骼健康和功能至关重要。血液供应为骨骼提供了必要的氧气和营养，同时允许废物排出。这有助于支持骨骼的生长、维护和修复过程。如果骨组织的血液供应受到损害或严重干扰，可能会导致骨骼问题，如骨折愈合延迟或骨坏死。

30 骨折了还可以抽烟喝酒吗？

吸烟和过量饮酒对骨折愈合有负面影响，因为它们可以干扰身体的生理过程，减缓愈合速度，增加愈合过程中的并发症。以下是吸烟和过量饮酒对骨折愈合的主要影响：

（1）吸烟对骨折愈合的影响

降低血液供应：吸烟会导致血管收缩，减少血液流向受伤部位。这会影响骨折部位的血液供应，从而减缓愈合过程。

降低氧气供应：烟草中的尼古丁会影响红细胞的功能，降低氧气输送能力。骨组织需要足够的氧气来支持愈合过程，吸烟可能降低氧气供应。

干扰免疫系统：吸烟也会干扰免疫系统功能，使身体更容易受到感染。感染是骨折愈合常见的并发症之一。

影响骨细胞功能：吸烟可能会影响骨细胞的功能，抑制骨细胞的正常活动，从而延缓骨折愈合。

增加骨折感染风险：吸烟会增加骨折部位感染的风险，因为免疫系统受到损害，抵抗感染的能力减弱。

（2）过量饮酒对骨折愈合的影响

酒精对骨密度的影响：长期过量饮酒可能会降低骨密度，使骨骼更脆弱，更容易发生骨折，且影响骨折愈合。

影响骨细胞功能：酒精可以干扰骨细胞的正常功能，包括成骨细胞和软骨细胞，从而影响愈合过程。

干扰营养吸收：过量饮酒可能干扰身体对关键营养物质的吸收，包括钙和维生素 D，这些营养物质对于骨折愈合至关重要。

因此，吸烟和过量饮酒都会对骨折愈合产生不利影响。如果患者有吸烟或有酒精滥用问题，医生通常会建议他们戒烟或减少饮酒，以促进骨折的更快和更有效愈合。在治疗和康复期间，健康的生活方式和营养可以更好地支持骨折愈合。

31 怎么样才能让骨折更快的愈合？

骨折愈合速度因个体差异而异，且取决于多种因素，包括骨折类型和位置。骨折后患者需要遵循医生的治疗建议，医生会为具体情况制订治疗计划，包括外科手术、石膏固定或其他治疗方法。

营养和饮食：保持均衡饮食对于骨折愈合至关重要。确保摄取足够的钙、维生素 D、蛋白质和其他营养素，因为它们对于骨愈合至关重要。可以咨询医生或营养师以获取个性化的饮食建议。

戒烟：吸烟会降低血液供应、氧气输送和免疫系统功能，对骨折愈合产生负面影响。戒烟有助于改善骨折愈合的速度和质量。

限制酒精：过量饮酒可以降低骨密度和影响骨细胞功能，限制酒精摄入可以有助于愈合过程。

康复锻炼：按照医生或康复师的建议进行康复锻炼。这些锻炼可以帮助保持肌肉强度、关节灵活性和骨骼稳定性，促进骨折愈合。

保持身体健康：保持整体身体健康对于骨折愈合至关重要。控制慢性疾病，保持体重在健康范围内，并遵循医生的建议。

避免过度活动：尽管康复锻炼对于骨折愈合十分重要，但过度活动可能对愈合产生负面影响。确保在医生或康复师的指导下进行适当的锻炼。

定期复诊：定期检查骨折部位的愈合情况，医生可以根据情况调整治疗计划。

保持乐观态度：积极的心态和心理健康对于愈合同样重要，遇到骨折后可能会有情感和心理压力，寻求支持和交流可以有助于愈合过程。

32 骨折后石膏固定一般要多久？

　　骨折石膏固定的时间取决于多个因素，包括骨折的类型、位置、严重程度、患者的年龄和整体健康状况，以及所采用的治疗方法。因此，没有一个通用的固定时间适用于所有骨折情况。

　　腕部骨折：通常需要石膏固定大约6～8周。

　　上臂骨折：石膏固定时间通常在6～8周，但可能会根据具体情况有所不同。

　　肩部骨折：石膏固定时间通常在3～6周，但严重的骨折可能需要更长时间。

　　大腿骨折：石膏固定时间通常在6～12周，取决于骨折的位置和严重程度。

　　小腿骨折：石膏固定时间通常在6～8周，但复杂的骨折可能需要更长时间。

　　这些时间仅供参考，骨折的愈合速度和固定时间因个体差异和骨折的性质而异。医生将根据具体情况来制订治疗计划，并在治疗过程中进行定期的临床评估和X线检查，以确定愈合进展并根据需要调整固定时间。

33 有时候没有骨折，为什么还要石膏固定？

石膏固定是一种常见的医疗方法，主要用于治疗骨折、骨裂或其他骨伤，但它也可以应用于其他情况。

治疗扭伤或拉伤：有时，石膏固定可以用于治疗肌肉、筋膜或韧带的损伤，特别是当部分软组织损伤比较严重时，可能需要长时间制动。

保护手术后部位：在一些外科手术后，医生可能会要求患者戴石膏固定器，以确保手术部位得到充分的休息和愈合。

矫正畸形或支持关节：石膏固定可以用于矫正畸形骨骼或提供额外的支持和稳定性，以减轻疼痛或促进康复。

预防进一步损伤：在某些情况下，医生可能会使用石膏固定来防止进一步的损伤或保护患者免受额外的危险。

总之，医生建议使用石膏固定的具体原因会取决于您的个体情况和医生的临床判断。

34 为什么以前骨折都是打石膏，现在医生经常会建议做手术？

骨折治疗的方法在不同时期和地区可能会有所不同，这主要是因为医疗技术和理念的发展，以及患者对康复和生活质量的关注程度不同。随着时间的推移，医学领域的技术和知识不断发展。现代医疗设备、手术技术和麻醉方法的进步使医生能够更精确地诊断骨折,更有效地进行手术修复,从而减少并发症的风险。现代医疗更加注重个体化治疗,医生会根据患者的具体情况和骨折类型来制定治疗方案。在一些情况下,手术可以更好地满足患者的需求,有助于重新复位和固定骨折,减少不适和畸形,从而提高患者的康复速度和生活质量。而且,手术可能有助于减少骨折后的并发症,如关节僵硬、畸形愈合等。除此之外,现代患者对康复和外貌方面可能有更高的期望,他们可能更倾向于接受手术来确保骨折得到最佳的愈合效果。因此,医生会根据患者的具体情况和骨折的性质来决定最合适的治疗方法。

35 骨折石膏固定后多久需要更换石膏?

石膏固定的更换时间通常取决于骨折的类型、位置、严重程度以及骨折愈合的进展情况。一般来说,医生会在以下情况建议更换石膏:

通常在初次石膏固定后1周左右,医生会要求您回诊进行复查,以评估骨折的情况。医生会根据具体情况决定是否需要更换石膏或调整石膏的位置。如果骨折的愈合进展良好,医生可能会在初次复查后的2～3周允许更换石膏或者更换为可移动的肢具,以方便进行检查和康复锻炼。如果在石膏固定期间出现任何问题,如皮肤问题、疼痛加剧或其他并发症,医生可能会建议更换石膏,以解决这些问题。总之,石膏的更换时间会因个体情况而异,应根据医生的建议来确定。

36 骨折石膏固定后,骨折断端还会错位吗?

石膏的主要作用是固定骨折,防止骨折断端移位,以便骨头可以逐渐愈合。医生通常会确保在固定过程中骨折的断端正确定位,然后将石膏固定以保持位置稳定。然而,有时骨折断端仍然可能发生移位或不正确愈合的情况。如果患者在石膏固定期间意外用力、受到外部冲击或不按医嘱行事,骨折断端可能会移位。在某些情况下,骨折可能没有完全愈合,导致断端错位,这时可能需要进一步手术治疗。骨折的类型和位置会影响愈合的稳定性。一些骨折比其他骨折更容易稳定,而其他骨折则可能更容易移位。另外,石膏在使用过程中可能会磨损或松动,特别是在长时间的固定后,这也可能会影响骨折的稳定性。因此,如果患者在骨折石膏固定后感到疼痛、不适或注意到骨折断端位置有问题,应立即到医院复查。医生可以通过X线等影像检查来评估骨折的位置和稳定性,必要时重新复位骨折或更换石膏。

37 骨折石膏固定得松一些好还是紧一些好？

骨折石膏固定的松紧度需适宜，既不能过紧也不能过松。

石膏固定是骨折常见的外固定方法之一，具有限制关节活动、保护关节避免发生二次损伤的作用。如果使用石膏固定得过紧，可能会对固定部位造成明显的压迫，进而影响周围血液循环，导致血液过多淤积，出现肢体肿胀的症状。如果石膏固定过松，特别是在骨折端移位明显的情况下，此时可能难以达到有效的固定作用，一旦活动容易使骨折部位发生晃动，进而影响骨折愈合，甚至发生二次损伤。

因此，骨折患者在使用石膏固定时，需要保持松紧适宜，一般以能够伸入一根食指为准。如果恢复期间再次发生意外损伤或感觉石膏固定不适，建议及时就医检查。

38 骨折石膏固定和手术固定相比哪个恢复得更快？

骨折石膏固定和手术固定（包括使用钢钉、螺钉、金属板等）的恢复速度并非绝对，而是取决于多个因素，包括骨折的类型、位置、严重程度、患者的年龄和整体健康状况等。

石膏固定是一种非侵入性治疗，不需要手术，可以在较短时间内完成，减少手术导致的风险。但是，石膏固定可能需要更长的时间来愈合,特别是对于复杂的骨折。在石膏固定期间,患者的活动可能受限,并可能需要更长时间的物理康复。

手术固定可以更准确地重新复位和固定骨折,通常可以更快地实现愈合。这种方法对于复杂或不稳定的骨折可能更为适用。然而,手术本身有一定风险,可能需要更长的康复时间,以及术后的物理康复。

总之,恢复速度因个体情况和骨折类型而异。有些骨折类型可能适合石膏固定,而有些骨折类型则可能需要手术干预。医生会综合考虑各种因素,为患者选择最适合的治疗方式。

39 石膏拆了以后关节僵硬,一般需要多久才能恢复?

石膏拆除后,关节僵硬和肌肉萎缩是常见的现象。恢复的时间因个体差异和具体情况而异,但通常需要一段时间的锻炼才能恢复关节的正常功能。影响恢复时间的因素主要有:

骨折类型和位置:骨折的类型和位置会影响关节的恢复时间。有些关节骨折可能涉及关节面的损伤,因此可能需要更长的时间来康复。

石膏固定的时间:石膏固定的时间越长,肌肉萎缩和关节的僵硬可能会更显著,因此恢复时间可能更长。

康复计划:康复计划的质量和持续性对于关节恢复至关重

要。物理治疗和康复练习可以帮助加速关节的康复进程,减轻僵硬感。

个体差异:每个人的身体状况不同,康复速度也不同。有些人可能在几周内就能恢复关节的正常功能,而也有些人可能需要几个月的时间。

年龄:年龄也是影响恢复时间的重要因素。年轻人通常恢复得更快,而老年人可能需要更长的恢复时间。

为了促进关节的恢复,医生通常会建议患者进行物理治疗和康复练习,以增加关节的灵活性、力量和稳定性。这些练习有助于减轻僵硬感,改善关节的功能。总之,关节僵硬的恢复时间因多种因素而异,但通过积极的物理治疗和康复练习,多数患者能够逐渐恢复关节的正常功能。

40 骨创伤影像学诊断有哪些? 影像学检查起什么作用?

骨创伤诊断主要依赖于临床表现和影像学检查。随着影像技术的快速发展,在传统的 X 线检查基础上,出现了 CT、MRI 等新技术,这些技术有助于骨创伤的定位和定性诊断。

影像学检查主要辅助解决以下问题:① 创伤发生的部位;② 创伤的性质;③ 创伤与周围组织器官的关系;④ 是否或如何进一步选择其他影像学检查。

41 X 线检查有哪些常用的检查方法?

X 线检查方法较多,应灵活选择应用。可选用的检查方法有以下 3 种:

(1)透视:方便经济,可以发现明显的骨折和脱位。它常用于了解骨折断端情况,以及在骨折复位过程中的观察。然而,透视对微小骨折、青枝骨折、不全骨折、关节内骨折、骨盆骨折、头颅骨折等诊断往往不够准确。

(2)摄片:摄片的优点在于能够显示细微骨折,可作为永久记录和治疗前后的比较。通常,常规摄片包括相互垂直的正侧位两片,因为仅拍摄一个位置可能导致漏诊。摄片一般需要包括上下邻近的两个关节。现代数字化摄片(CR、DR)能够同时清晰地显示软组织和关节结构。医师在工作站上对图像进行仔细处理,可使创伤信息全部显示出来。在骨创伤诊断中,常常应用诸如肩胛骨、胸骨、掌骨、跖骨斜位,髌骨轴位,舟状骨轴位,踝关节的内外翻位等特殊位摄影。临床医师会根据诊断意图与放射科医师共同研究决定摄片部位。

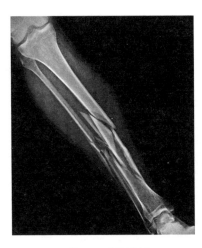

X 线示胫腓骨骨折

（3）关节造影：主要包括肩关节造影、膝关节造影、腕关节造影、髓核造影等。关节造影有助于了解关节内的创伤情况，但由于其为有创检查，不适合用于急性骨关节创伤的检查。

42 骨创伤为什么要做 CT 检查？

对于骨与关节创伤，CT 骨关节检查往往是十分必要的。

CT 检查的优点包括：① 没有组织重叠；② 密度分辨率高，对微小骨折骨碎片的检出率高；③ 可以提供骨折周围软组织的情况；④ 能够显示创伤周围器官与创伤的关系。然而，由于 CT 为横断面图像，缺乏对创伤的直观和宏观了解，因此一般不作为诊断的首选方法。现代螺旋 CT 和多层 CT 采用体积扫描及 2D 或 3D 成像技术，有利于对创伤的直观显示，应灵活应用。此外，在鉴别骨折性质方面，CT 检查也有其优越性。

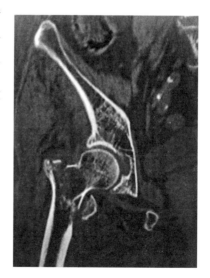

CT 示股骨近端骨折

43 MRI 在骨创伤检查方面有哪些优势？

　　MRI 的解剖分辨率高，对创伤的检出十分敏感，对骨折、关节囊、韧带肌腱撕裂、关节内骨折、关节内积血、软骨损伤、肌肉撕裂、肌内血肿等诊断具有独特的优越性。由于 MRI 对创伤水肿十分敏感，因此能发现平片和 CT 均无法发现的所谓"骨挫伤"。

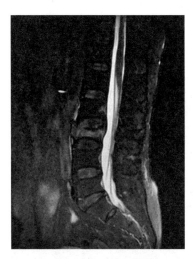

MRI 示第 3 腰椎椎体压缩性骨折

MRI 在脊柱创伤诊断方面表现尤为出色，通过不同切面可以清晰观察椎骨、椎间盘、椎旁韧带和肌肉、椎管、硬膜囊、蛛网膜下腔、脊髓损伤的情况。对于骨折性质的判断，MRI 相较于 CT 也更为准确。随着 MRI 技术的不断发展，MRI 扫描成像速度已大大加快，完全可以应用于急诊骨创伤的诊断。

44 从 X 线片可以读出哪些内容？

　　（1）骨折的直接征象

　　骨折的直接征象为骨折本身的直接解剖变化，这是最有价值的诊断依据。X线片表现包括以下几种：① 密度减低的骨折线，此类最为多见，表现为骨折断端分离；② 密度增加的骨折线，表现为骨折断端相互重叠，多见于嵌入性骨折；③ 骨小梁紊乱，多见于松质骨骨折；④ 骨外形改变，无明显骨折线，多见于椎体骨折、跟骨骨折；⑤ 碎骨片，多见于韧带附着处的骨性撕脱；⑥ 骨痂生长，是指 X线在创伤初期无法显示骨折，需间隔一段时间后骨痂出现方能发现，如疲劳骨折；⑦ 骨骺分离，即骨骺因外伤而离开原来的位置，轻度骨骺分离不易发现，应摄片作双侧对比。

（2）骨折的间接征象

软组织改变：骨折附近软组织改变是诊断骨折，特别是不明显骨折的重要间接征象之一。如果能配合直接征象，将能大大提高诊断效率。常见的软组织改变有：① 骨折附近局部软组织肿胀或血肿；② 关节骨折所致关节内积血和肿胀；③ 韧带撕脱引起的软组织肿胀。

骨测量值改变：通过各部位各种线和角度的测量进行骨折的判断，如 Bohler 角等。

45 骨折对位对线是指什么？

X线常用"对位和对线"描述骨断端的移位情况。"对位"指骨折断端的对合情况，"对线"指骨折两端纵轴线的关系。骨折断端的移位是外伤暴力的直接作用和肌肉痉挛收缩引起的。断骨的移位方向与暴力方向有关,从骨折断端移位方向可推测暴力方向,如齿状突骨折前移为过屈骨折;后移为过伸骨折。肌肉强烈收缩引起的骨折移位常显示为骨折断端的短缩和成角。

46 X线出现骨折漏诊与误诊的常见原因有哪些?

(1) X线本身的限制:如软骨骨折时,X线不能直接显示软骨组织;细小的裂缝骨折或青枝骨折;还有摄片位置不当。

(2) 医师经验的局限:将骨折误认为阴性、正常骨结构误认为骨折或将多发性骨折遗漏。不熟悉正常解剖,如骨骺、跗骨、子骨、血管沟等。不熟悉骨折性质,如骨盆骨折。

47 常用骨与关节损伤诊断的X线测量有哪些?

X射线测量在诊断骨和关节损伤时起着关键作用,它可以提供有关损伤程度和位置的重要信息。

骨折的测量:X射线常用于测量骨折的位置、类型和程度。一些常见的测量包括骨折的长度、角度、位移和关节间隙的变化。这些测量可以帮助医生判断是否需要手术干预以及选择何种类型的干预方式。

骨密度测量:骨密度测量通常用于评估骨质疏松症等骨骼

疾病。它可以帮助确定骨骼的健康状况以及骨折的风险。最常见的骨密度测量方法是双能 X 射线吸收法(DXA)。

关节间隙的测量:在关节损伤中,X 线可以用于测量关节间隙的变化。这些测量有助于揭示关节脱位或关节炎等问题。

骨折愈合的监测:X 线还可用于监测骨折的愈合进程。医生会定期拍摄 X 线图像,以观察骨折是否在预期的时间内愈合,并确定是否需要调整治疗计划。

脊柱测量:在脊柱损伤或畸形矫正中,X 线可以用于测量脊柱的曲度、角度和长度,有助于评估病情和制订治疗计划。

关节稳定性测量:在关节损伤中,X 线可用于测量关节的稳定性,以确定是否需要外科手术来重建受损的韧带或结构。

这些测量有助于医生进行准确的诊断和制订治疗计划。

 什么情况下骨折需要复位?

骨折治疗的基本目标是在保证功能恢复以及最小畸形发生的前提下,尽量缩短治疗时间。因此,良好的复位能够获得更多的骨折对合面积,尽量重建骨骼自身的稳定性,减少对内固定和外固定的依赖性。骨折稳定性的保证,可以使良好的复位在石膏固定后长期维持,并且允许一定的动态负荷,既提供了功能锻炼的条件,又确保骨折治疗目标的实现。以下是需要复位的几种骨折情况。

对于不大或不规则的骨折面,解剖复位直接关系到骨折的愈合时间以及能否愈合，不良的骨折复位会导致骨与软组织间的异常排列，在愈合过程中引起软组织张力增高，从而使血液供应受到削弱，延长愈合时间。

对于关节面的骨折，不良的复位无疑会导致关节面的不平整，是关节功能受限以及远期创伤性关节炎发生的直接原因。长干骨的力线异常也是肌肉力量不平衡和创伤性关节炎的诱发因素。

某些特殊部位，例如脊柱以及神经血管附近的骨折，如果无良好的复位，常常会发生直接和迟发的神经血管压迫，例如腰椎管狭窄症、创伤性颈椎病、尺神经炎、肌腱自发性断裂等。

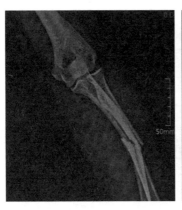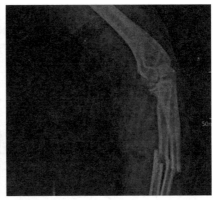

需要复位的尺桡骨双骨折

49 什么情况下骨折脱位不需要复位?

无移位的骨折通常不需要复位。另外，如果骨折复位以后稳定性丧失，对愈后的改善无更大的贡献，并且增加了患者的痛苦以及医疗费用,则可考虑不进行复位。例如,稳定的无脊髓损伤的脊柱骨折、肱骨外科颈嵌插型骨折、股骨颈嵌插型骨折、青枝骨折等。嵌插型骨折在解除嵌插后即使实现良好的复位,但由于松质骨的压缩,将形成骨质缺损,这是骨不连以及延迟愈合的成因。

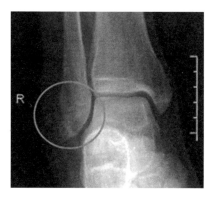

不需要复位的稳定性外踝骨折

50 怎样权衡骨折复位固定的利弊?

复位常常带来额外的损伤。复位次数越多,复位手法越重,产生的软组织水肿以及继发性出血水肿越严重,吸收的时间也越长,某些病例因此会发生医源性并发症。此外,复位时机也十分重要,医师的视野不应仅仅局限于 X 线片提示的皮质骨复位情况,应在全面的考量基础上进行利弊分析。

骨折愈合最重要的因素是时间,目前尚无法明显缩短骨折愈合的时间,因而固定就成为衔接骨折复位后的临时治疗,用以维持骨折端的解剖学空间位置,直至骨折临床愈合的稳定空间位置的过程,此过程因人、骨折类型和部位等因素而不同。

结合骨折治疗的目标,对骨折固定具有一定的要求。例如,必须在手法复位以及麻醉效果失效后，能够对抗重力、静力以及因功能锻炼的动态力量引起的骨折再移位倾向。其次，基于骨折愈合的生物学机制以及生物力学机制，固定必须基本符合条件，而不应存在明显的阻止骨折愈合的因素。此外，骨折固定应保证在骨折愈合的一段时期内，允许最大限度地保留关节以及肌肉韧带的功能。最后，固定方法必须是患者在此时期内可以耐受的，对于心理上以及肉体上无法耐受的固定方法是不值得提倡的。

51 石膏外固定治疗骨折有哪些特点？

石膏外固定治疗骨折，尤其是无衬垫石膏技术固定，具有诸多特点。首先，其塑性良好，使得石膏能与皮肤软组织表浅骨突的面紧密接触，有效控制肢体长轴的旋转以及侧方移位。其次，石膏技术操作简便，几乎在任何地点均可实现，因此常作为临时固定的最佳选择。在大多数情况下，石膏固定能很好地控制轴线、旋转等宏观因素；然而，石膏是通过软组织对骨组织进行控制，其固定可靠性并非十分理想，常需长节段跨关节固定，有时甚至需包含上下两个关节。良好的复位对于确保石膏技术的初期稳定性至关重要。初期稳定不仅有助于早期的功能锻炼，还能改善骨折端的血液供应情况，提供与良好骨愈合相应的应力环境，从而加速骨折愈合。此外，石膏技术具有很好的经济性与可靠性,石膏价格相对低廉,且一旦凝固则不易松散变形,从而保持复位位置的稳定。但值得注意的是,熟练掌握石膏技术需要经过大量的操作练习,同时还需对不同石膏的参数有深入了解,以便更好地运用石膏技术。

第三篇
骨创伤手法复位方法
（骨折、脱位）

52 什么是骨折手法复位？

骨折手法复位是指通过专业医疗人员的手法操作，将骨折断端重新对准，使其恢复正常的解剖位置，以减轻患者疼痛，防止骨折进一步移位，并恢复患肢的功能。

骨折手法复位的步骤通常包括以下内容：

（1）评估：医生首先会对患者进行全面评估，包括了解骨折的类型、位置和严重程度。影像学检查，如 X 线，常用于更详细地评估骨折情况。

（2）准备：在进行复位之前，医生会准备好必要的设备和材料，如石膏或其他支撑材料。

（3）疼痛管理：在进行复位之前，医生会采取镇痛措施，以减轻患者的不适，通常包括局部麻醉。

（4）复位：医生运用专业手法，通过适当的牵引和压力，使骨折部位的骨片段重新对准，恢复其正确的位置。

（5）监测：复位后，医生会利用 X 线或其他影像学技术来监测复位的准确性。

（6）支撑和固定：骨折部位复位完成后，医生会使用石膏或其他支撑材料来固定骨折端，以确保其在正确的位置愈合。

骨折手法复位是一项技术性强的任务，必须由专业医疗人员执行。患者切勿尝试自行复位骨折，以免造成进一步伤害。复位过程应由经验丰富的医生或骨科专家来执行。

53 骨折手法复位外固定时机如何选择？

骨折手法复位原则上要求越早越好，最好在创伤后 1～4 小时内进行，此时局部肿胀不严重，肌肉挛缩少，复位较容易，有利于骨折的迅速愈合和功能恢复。但如患者有其他严重合并伤，或有特殊情况需要抢救处理，应从整体出发暂缓复位和固定，只作临时处理，待全身情况稳定后再进行复位。

54 骨折手法复位有什么要求？

正确复位是骨折愈合和功能恢复的基本条件。因此，只要条件许可，要力争达到"解剖复位"。但手法复位实际上常不能达到此要求。通常骨折愈合后功能未受影响或影响较小，称为"功能复位"，这是骨折复位的最基本要求。必须注意，有些不稳定的骨折，如果只强调解剖复位，反复操作或进行不必要的切开复位，反而会加重组织损伤,增加患者痛苦,对骨折愈合和功能恢复不利。

根据年龄、骨折部位和类型不同,复位的要求也不同。儿童在发育期,骨生长旺盛,富有代偿力,轻度短缩或成角,可在发育过程中自行塑形矫正。但儿童的骨骺骨折,如有移位则需正确复位和及时治疗。一般成年人长骨干要求纠正成角、旋转和重叠,特别要重视长骨的轴线,骨折断端平面只要有 1/2,甚至 1/3 的接触也能达到功能愈合。但长骨接近两端关节部位的骨折,则要求接近解剖对位。关节内骨折要解剖对位才能达到较满意的功能恢复。

在上肢骨折中,肱骨骨折复位标准可以宽些,但前臂尺、桡骨折对位则要求很高。应尽量恢复骨间膜的正常宽度,否则前臂旋转将会发生障碍。在下肢的骨折中,应尽量恢复正常(缩短移位不超过 1 厘米),否则会发生跛行,或发生代偿性脊柱侧弯而导致腰痛。

55 骨折复位手法都有哪些? 如何判断骨折复位是否成功?

骨折复位的手法很多,常用的有以下 3 种:

(1) 牵引加压复位手法:在持续牵引的同时,术者用两手掌向两骨折端移位相反方向施加压力,即可纠正骨折端的侧方移位,达到骨折端复位。

(2) 牵引骨折成角复位:多用于牵引加压复位手法未能奏效

者,或为横形骨折端不整齐用牵引加压不易整复者。术者两手握住两骨折端,用两拇指将骨折断端沿致伤外力的方向推顶曲折成角,使两骨折端边缘互相抵触为支点,然后再将其拉直,骨折即行复位。但使用这种方法须小心,以免损伤周围血管神经。

(3)回旋复位手法:对于背靠背移位斜形骨折,无法用上述两法进行复位时,应用手分别握住远近两骨折端,按骨折移位方向,采用回旋方法先纠正背靠背移位,然后再按上法进行复位。

骨折复位后,需要对复位情况进行判断。具体包括:骨折复位后要观察肢体外形是否已经恢复正常;用手仔细触摸骨折部位是否已经复原;细致地用尺测量伤肢的长度并与对侧进行比较;进行 X 线透视或拍片检查,进一步核对复位程度。

56 骨折手法复位成功后如何有效固定?

骨折复位成功后必须采用外固定来继续维持良好的对位,直至骨折愈合。

(1)石膏绷带固定:石膏绷带用于治疗骨折约有 130 年之久,至今仍不失为良好的固定材料,是矫形外科医师都必须熟悉的。它的优点是使用方便、塑形好、易于维持三点固定原则,因而适用于全身各部骨折的固定。由于固定牢靠,术后照顾简便,因而适合需要长途转运的骨折患者。常用的石膏类型有:① 石膏托;② 石膏夹板;③ 管型石膏:包括前臂管型石膏、上肢管型石膏、下肢小腿管型石膏、下肢管型石膏，以及躯干用的肩人字形石膏、石膏背心、髋人字石膏等。

（2）小夹板固定：可采用工厂特制的小夹板，也可用自制的小夹板，配合各型纸垫作为固定材料。小夹板固定的原理是通过两点或三点着力挤压，外用 3～4 条布带缚扎，防止骨折端移位。

（3）热塑夹板固定：这是一种新型的固定材料，具有加热后可塑形、冷却后定型的特点。该材料具有轻便、防水的优点，但价格较昂贵。

（4）支架外固定器固定：对于长骨干骨折，如胫腓骨干骨折，有时可以使用支架外固定器进行治疗。这种固定方式特别适用于骨干部的粉碎性骨折、多段骨折、开放性骨折和创口感染需要换药的情况。

57 骨科常用的皮肤牵引是怎么实施的？

皮肤牵引是借助于胶布贴在伤肢皮肤上，通过肌肉在骨骼上的附着点，将牵引力传递作用于骨骼上。胶布远侧跨过小方木板（扩展板），木板中心穿过一绳，然后通过滑轮装置，悬吊适当重量进行牵引。

皮牵引的适应证与注意事项：① 适用于小儿、老年体弱者，皮肤必须完好；② 牵引重量一般不得超过 5 kg，否则拉力过大，皮肤易被扯伤或起水泡；③ 牵引时间一般约为 2 周，时间过长，因皮肤上皮脱落而胶布粘贴不牢。如需继续牵引，可更换新胶布继续牵引；④ 牵引期间应定时检查肢体长短，调整重量和体位，防止过度牵引。一般要求 3～5 天内肢体消肿时即能纠正重叠和畸形。牵引 2～4 周，待骨折已有初步纤维性连接，不再发生移位时，即可换为小夹板或石膏固定，以免患者卧床太久，不利于功能锻炼。

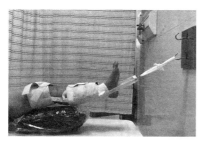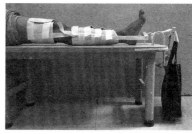

皮牵引

58 骨牵引是怎么实施的？

骨牵引是在骨骼上穿过克氏针（斯氏针），连接牵引弓和绳子、滑车、支架等系统装置。因牵引力直接作用于骨骼，可比皮肤牵引拉力大 5～6 倍以上，以对抗肢体肌肉痉挛收缩的强大力量，在牵引的同时，还可局部加小夹板矫正侧方移位。

骨牵引的适应证：① 成年人长骨不稳定性骨折（斜形、粉碎）与肌肉强大容易移位的骨折（如股骨、胫骨、骨盆、颈椎）；② 骨折部皮肤损伤、擦伤、烧伤、部分软组织缺损或有伤口时；③ 开放骨折感染或战伤骨折;④ 患者合并胸、腹或骨盆部损伤者,须密切观察且肢体不宜作其他固定者;⑤ 肢体合并血液循环障碍(如小儿肱骨髁上骨折)暂时不宜作其他固定者。

常用骨牵引的部位:① 尺骨鹰嘴;② 股骨髁上;③ 胫骨结节;④ 跟骨。

骨牵引时应注意事项:① 经常检查牵引钢针处有无不适,如皮肤绷得过紧,可适当切开少许以缓解张力。穿针处如有感染,应设法使之引流通畅,保持皮肤干燥;感染严重时应拔出钢针,改换位置牵引。② 牵引重量切勿过重,肢体肿胀消退后,应酌情减轻牵引重量。③ 牵引开始数日,应透视骨折矫正对位情况,及时调整体位或加小夹板及纸垫矫正。④ 骨牵引时间一般为 4～8 周。⑤ 牵引过程中应鼓励患者进行功能锻炼,防止伤肢及未牵拉肢体的肌肉萎缩、关节僵硬。

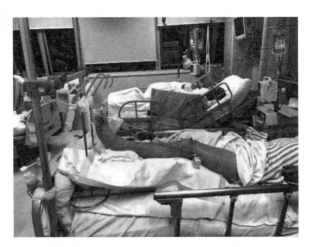

股骨髁上骨牵引

59 手法复位如何选择麻醉方式？

复位时应根据患者情况和骨折部位选用合适的麻醉方式，以达到消除疼痛、缓解肌肉痉挛、便于整复的目的。麻醉的常用方法有：

（1）局部浸润麻醉：将 2% 普鲁卡因 20～40mL 注射于骨折血肿中，10～15 分钟即可发挥效能。

（2）神经阻滞麻醉：上肢骨折可选用颈丛或臂丛麻醉，下肢骨折可选用硬膜外或腰椎麻醉。

（3）全身麻醉：儿童骨折不易合作，多用此法。

60 肱骨外科颈骨折如何整复？

患者取坐位，血肿内局部浸润麻醉，待 5～10 分钟后行手法复位。一名助手用布带绕过患者腋窝，向上提拉肩部，同时保持前臂在中立位，患肘屈曲 90 度。

（1）外展型骨折：另一名助手握肘部，沿肱骨纵轴方向进行外展牵引。术者用两拇指抵于骨折近端外侧，其他各指则握住骨折远端的内侧。术者将骨折远端向外拉，同时助手在牵引下内收肘部。

（2）内收型骨折：另一名助手握肘部，沿肱骨纵轴方向进行内收牵引。术者两手拇指抵住骨折部，将骨折远端向内推，其他四指则牵引骨折远端进行外展,助手在牵引下外展肘部。

整复后,若X线片仍显示远近骨折段的一侧骨皮质有嵌插,且肱骨头有旋转时,应进一步矫正两骨折的前成角。手法如下:术者站于患肢外侧,两手拇指置于骨折部的前面,其他四指环抱于上臂背侧。在维持牵引下,持握前臂的助手徐徐前屈肩关节,同时术者两手拇指用力向后挤按骨折部,以矫正前成角畸形。

61 肱骨干骨折如何整复?

整复前需仔细检查骨折发生机制及移位情况,确认是否并发神经血管损伤。然后制定整复方案,患者取坐位,在局麻或臂丛麻醉下,由两助手沿肢体纵轴对抗牵引。一人用布带套住腋部向上牵引,一人握前臂于中立位,向下牵引。待重叠、旋转、成角移位矫正后,术者两手分别握两骨折段,根据骨折类型选用适当手法进行复位。

(1)上1/3骨折(三角肌止点以上):术者站于患侧,两拇指抵于骨折远端外侧,其他四指环抱近端内侧。在牵引下,术者两手四指首先托提近端向外成角,再用拇指由外侧推按远端向内,即可收到满意整复效果。

(2)中1/3骨折(三角肌止点以下):两手拇指抵住骨折近端外侧,其他四指环抱骨折远端内侧。在牵引下,两手拇指推近端断端向内,同时两食指拉远端断端向外,使骨折两端内侧平齐,且轻微向外成角。两手拇指再继续向内推，四指向外拉纠正成角，骨折即可复位。整复时，如骨折端内外侧移位，同时还合并有前后侧移位时，可采用斜向推拉挤按手法，以矫正内外和前后侧移位。在横断骨折复位过程中，如发现骨折对位后有弹性或在推拉时能够对位，但放手后随即再变位，应考虑骨折断端间有软组织嵌入。此时，可先用回旋手法解脱骨折断端间的软组织，再行推拉挤按法复位。

（3）下 1/3 骨折：多为斜形或螺旋形骨折，整复时牵引力不能太大，亦不宜使用较重手法。术者以拿捏手法将骨折斜面贴紧，螺旋面扣上，用旋转屈伸手法纠正旋转及成角畸形。

（4）粉碎性骨折：不宜用力牵拉，术者应以拿捏合拢手法使骨折面接触。

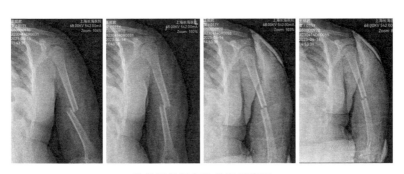

肱骨干骨折复位前后影像图

62 肱骨髁上骨折如何整复？

凡骨折后肿胀不太严重，皮肤无水疱，无血管损伤者，均可手法整复。以伸直型骨折为例，方法如下：

（1）麻醉：根据情况可用局麻或臂丛神经阻滞。对年龄较小、不合作的患儿可使用氯胺酮全麻。

（2）牵引：患者仰卧位，一名助手握住上臂，另一助手握住前臂，在前臂中立位、肘关节略屈曲位下，两助手对抗牵引，纠正重叠畸形。

（3）纠正骨折远端旋转及侧方移位：以患肢为右侧且尺偏，远端有旋前畸形者为例。在助手牵引下，术者左手握骨折近端，右手握骨折远端。右手使远端旋后，两手相对挤压，使远端的旋转及侧方移位均得到矫正为止。

（4）矫正前后移位：当重叠移位矫正后，术者自肘后方双手握住骨折近端，两拇指在肘后推远端向前，其他食指拉近端向后，常听到骨折复位后清脆的骨擦音。

（5）外展挤压桡侧骨皮质纠正肘内翻畸形：尺偏型病例于复

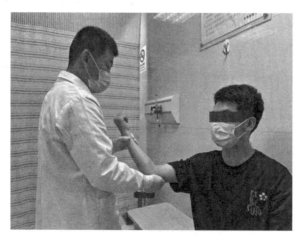

肱骨髁上骨折复位

位后，术者一手固定骨折部，另一手握住前臂，略伸直肘关节，并将前臂向桡侧伸展，使骨折断端桡侧骨皮质嵌插，以防发生肘内翻。

63 肱骨髁间骨折如何整复？

如骨折移位不重，且就诊较早，局部肿胀轻微，可行手法整复。方法如下。

（1）麻醉：局麻或臂丛神经阻滞。

（2）牵引：患者仰卧位，一名助手握上臂，另一名助手握住前臂，前臂旋后位，肘关节略屈曲位下，两助手对抗牵引，纠正重叠畸形。

（3）抱髁：术者双手合抱内外侧髁，拿捏合拢，矫正髁间分离。

（4）矫正侧方移位：屈肘60度，术者用侧向挤压手法使髁间对合，尽量恢复关节面之平整。

（5）矫正前后移位：当侧方移位矫正后，术者自肘后方握住骨折近端，两拇指在肘后推远端向前，其他食指拉近端向后，同时屈肘90度。

（6）向中心挤压：术者用两手贴于内、外侧髁反复对抗挤压，直到骨折面紧密接触、稳定。

64 前臂尺桡骨双骨折如何整复？

整复前先根据患者受伤原理，拍片明确骨折类型、部位和移位程度，确定整复步骤和手法。

（1）麻醉：一般采用臂丛麻醉或局麻。如小儿不合作者亦可考虑用全麻。

（2）牵引：患者平卧位，肩关节外展 70～80 度，肘屈曲 90 度，如骨折位于中段下 1/3，则前臂保持中立位；若骨折位于上 1/3，则略呈旋后位。一名助手握肘上部，另一名助手握大、小鱼际，顺前臂纵轴方向作对抗牵引 3～5 分钟，先矫正旋转移位，再矫正重叠及成角畸形。牵引时需保持持续、稳定、准确，避免忽松忽紧或来回摇晃。

（3）分骨：是整复前臂双骨折的重要手法。术者用两手的拇指及食指、中指、无名指三指，由骨折部的掌背侧对向夹挤骨间隙，使相互靠拢的桡、尺骨断端各自向桡、尺侧分离。分骨时，食指应紧贴皮肤，避免在皮肤上来回磨蹭导致皮肤损伤。此外，也可以使用分骨器辅助分骨。

（4）折顶：当前臂肌肉发达或局部肿胀明显时，单靠牵引难以完全矫正缩短移位。此时，可应用折顶手法。折顶手法既能省力地整复残余重叠，又能有效地矫正侧方移位。在分骨的基础上，术者两手拇指从背侧推按突出的骨折断端，同时其他四指托提掌侧下陷的骨折另一断端。待食指放置准确后，慢慢地向原来成角变位的方向加大成角,残余重叠越多,成角也需相应加大。待成角加大到一定程度,感到突出的皮质骨与下陷的皮质骨相碰时,骤然反向折回。折回时,拇指继续向掌侧推按向背侧突出的远侧断端,而食指、中指、环指三指则用力向背侧托提掌侧下陷的近侧断端。其方向可正、可斜,力量可大、可小,完全以骨折断端的移位程度及方向而定。骨折远近断端对顶相接,侧移位也可端正。对中及下 1/3 骨折的掌背侧移位,通过折顶手法,一般都可取得较好的复位效果。然而对上 1/3 骨折,由于此处肌肉较肥厚,且骨间隙狭窄,分骨折顶时尺骨较易复位,但桡骨近端易向桡侧、背侧旋转移位,远端则易向尺侧、掌侧移位,复位困难。此时需采用分骨夹挤法,改为旋后位牵引,令一助手在两手分骨状态下,固定桡骨远端,并用力将远端推向桡侧、背侧,同时术者用拇指向尺侧、掌侧挤按近端,移位即可矫正。

(5)端提挤捺:术者一手在分骨情况下固定住骨折一端,另一手推挤或托提骨折另一端,以矫正骨折端的残余移位。对于桡、尺侧(即内、外侧)的移位,应向中心推挤向桡、尺突出的骨折断端;对于掌、背侧移位,则须向上提托下陷的骨折断端。若同时存在桡、尺及掌背侧移位时,可斜向用力进行矫正。

(6)拿捏摇摆:术者两手拇指及食指分别由掌、背侧紧紧捏住已复位的骨折部,先嘱牵引骨折远端的助手轻轻旋转,并向桡、尺侧轻微摇摆骨折远端;而后在持续牵引下,术者向掌背侧上、下摇摆骨折部,使已复位的骨折断端紧密接触。一般在开始摇摆时,可能会听到极微细的骨擦音。待骨擦音完全消失后,两食指有一种稳定感,这通常表明骨折已复位。

(7)按摩舒筋:术者一手固定骨折部,在分骨情况下,用另一手沿骨干纵轴顺筋、调理仍有旋转曲折的软组织。

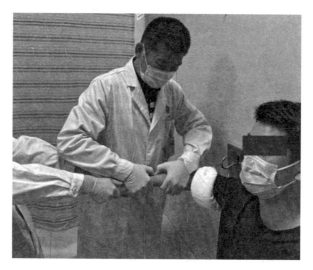

尺桡骨双骨折、孟氏骨折、盖氏骨折手法复位

65 尺骨干骨折合并桡骨头脱位（Monteggia 骨折）如何整复?

(1)牵引:患者平卧位、肩外展 70~80 度。成人用臂丛麻醉,幼儿用全身麻醉。前臂置于中立位。两助手进行对抗牵引。

对于伸直型骨折,肘关节需 90 度屈曲牵引;而对于屈曲型骨折,则肘关节需保持伸直位牵引。牵引 3～5 分钟,以矫正缩短移位。

(2) 整复桡骨头脱位:以左侧伸直型骨折为例。术者站于患肢外侧,右手拇指置于桡骨头外侧,左手拇指则放在桡骨头掌侧。用力由外向内、由掌侧向背侧推挤。若为屈曲型骨折,两拇指应从外侧背侧向内侧、掌侧推按。在此过程中,有时可以听到或感觉到桡骨头复位的滑动感。复位后,牵引近端的助手需要用拇指固定桡骨头,以维持其复位状态。

(3) 矫正尺骨掌、背侧成角或移位:伸直型骨折通常导致断端向掌侧成角移位。在固定桡骨头及对抗牵引下,术者右手捏住骨折近端,左手拇指、食指捏住骨折远端作分骨状,同时向掌侧徐徐加大成角,并向背侧提拉。或用右手拇指顶住近侧断端,使向掌侧成角,然后在两手分骨状态下向背侧提拉。若为屈曲型骨折,近端断端向背侧移位,远端断端向掌侧移位,此时术者应用右手拇指顶住近端断端向掌侧推挤,同时左手拇指、食指捏住远端断端,向背侧提拉,使之对位。

(4) 矫正尺骨桡侧移位或成角:一般掌背侧移位容易矫正对位,但尺骨远端易向桡侧移位或成角,矫正相对困难。此时,需将肘关节屈曲至 90 度。在维持牵引下,捏住骨折断端,并使肩关节及上臂作外旋外展至 90 度。然后术者用手捏住骨近端向尺侧提拉,同时指示持远端之助手用力牵引手腕向桡侧偏,从而使尺骨远端向尺侧复位,矫正尺骨向桡侧的移位。对于内收型骨折,同时应从桡侧挤按桡骨头,使之复位,尺骨桡侧的成角亦可得到矫正。

66 桡骨骨折合并下桡尺关节脱位(Galeazzi 骨折)如何整复?

桡骨骨折合并下桡尺关节脱位的发生原理和骨折类型较为复杂,因此,不同类型的骨折所采用的整复手法与固定方法也各不相同:

(1)对于第一类骨折,其整复手法与固定方法应按桡骨下端骨折处理。

(2)对于第二类骨折,即桡骨干下 1/3 横断骨折且移位轻微者,可按第三类骨折处理。此类骨折整复比较容易,但若骨折平面比较低,接近桡骨下端骨折平面,则仍应参照桡骨下端骨折整复方法处理。

(3)对于第四类骨折,即桡骨干下 1/3 骨折合并尺骨骨折并下桡尺关节脱位者,应按前臂双骨折的处理方法进行整复,若仅有尺骨弯曲而无明显骨折,则可采用手法先矫正尺骨的弯曲,再参照第三类骨折处理。

(4)对于第三类骨折,即桡骨干下 1/3 横断骨折、螺旋或斜面骨折,且骨折移位较多,合并下桡尺关节脱位者比较常见。其整复方法需结合具体骨折情况进行。

桡骨远端骨折（Colles 骨折）如何整复？

（1）体位：患者平卧，腕关节外展 30～40 度，肘关节屈曲 90 度，前臂保持中立位。

（2）麻醉：采用血肿内麻醉，待 5～10 分钟后行手法复位。

（3）牵引：一助手握住患手拇指及其他四指，另一助手握住患肢上臂。两助手对抗牵引，持续 2～3 分钟，使骨折断端嵌插完全解脱，同时应注意矫正旋转移位。通常，骨折远端容易旋前，需特别注意矫正。

（4）矫正桡侧移位：术者站于患肢外下方。一方握住前臂下 1/3 向桡侧推挤，另一手握掌、腕部向尺侧推挤，以矫正骨折远端的桡侧移位。

（5）矫正掌、背侧移位：术者两手食指、中指、无名指三指重叠置于近端断端的掌侧，向上提；同时，两拇指并列顶住远端断端的背侧，向掌侧挤按，使之向掌侧复位。以矫正掌、背侧移位。

（6）舒筋：待骨折移位完全矫正且腕部外形恢复正常后，术者一手托住手腕，另一手拇指轻轻推按骨折部及下桡、尺关节、舒展肌腱韧带，使之恢复正常位置。

（7）复位要求：必须恢复桡腕关节的原始解剖关系，否则将影响关节功能。复位标准为：① 桡骨茎突应低于尺骨茎突 1～2 厘米；② 桡骨下端背侧需平坦，无骨性隆起，掌侧应恢复正常的弧形凹陷，无骨性隆起；③ 手不应向桡侧倾斜，尺骨头的轮廓应恢复正常；④ X 线片显示桡骨下端关节面向掌侧倾斜 10～15 度，向尺侧倾斜 20～25 度。

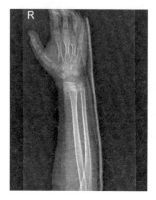

位移明显的桡骨
远端骨折 X 线片

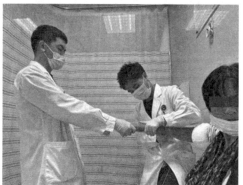

医师牵引下复位

 胫腓骨骨折如何整复？

整复前根据患者伤后软组织情况，结合 X 线片明确骨折类型、部位及移位程度，确定整复步骤。移位较多且肌肉强者，可选用腰麻；移位较小者亦可用神经阻滞或局麻。

（1）牵引：患者取平卧位，膝关节屈曲呈 20～30 度。一名助手站于患肢外上侧，用肘关节套住窝部；另一名助手站于患肢足部，一手握住足背，另一手把持足跟部。两助手沿胫骨纵轴对抗牵引 3～5 分钟，以矫正缩短及成角畸形。或将患者置于牵引床上进行牵引。

（2）矫正前后侧移位（端提法）：以中 1/3 骨折为例，近端多向前内侧移位。一名助手用两手固定近端，术者两手拇指置于远端前侧，其余四指环抱小腿后侧。在维持牵引的同时，近端牵引的助手将近端向后按，而术者的两手四指端提远端向前，使之对位。若仍有左右移位，可推近端向外，拉远端向内，一般即可复位。

（3）分骨挤按：经过上述手法，一般骨折即可达到满意对位。对于某些类型的骨折，如螺旋型、斜面型，若远端易向外侧残余移位，可采用以下整复方法：以左侧为例，术者站于患肢外侧，右手拇指（与左手拇指协同）置于远端外侧，挤压骨间隙，并向内侧挤按。其余四指置于近端内后方，用力由内后方向外前方推挤，同时足部牵引的助手将远端稍稍内旋，使之完全对位。

（4）摇摆：术者两手握住骨折端，在维持牵引的同时，足部牵引者需徐徐向前后摇摆骨折远端，或术者向内外轻轻摇摆，使骨

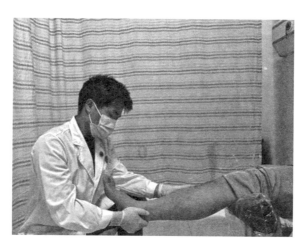

胫腓骨骨折复位

折端紧密相接。然后用拇指及食指沿胫骨嵴及内侧面触摸骨折部,拿捏合拢,并检查骨折是否平正,对线是否良好。

最后,用石膏固定 10 天后,进行 X 线检查。若仍有轻度成角畸形,可采用石膏管型楔形切开进行矫正。

69 踝关节骨折整复要点有哪些?

(1)整复前应详细询问病史,并结合 X 线片,确切了解骨折发生原理和骨折类型,从而确定整复步骤。复位时应按照造成骨折外力的相反方向进行。

(2)当踝部骨折是由于距骨移位所致时,一侧会受到距骨的直接冲击,而另一侧则受到韧带的牵引作用。远端骨块多与距骨连成一单位,随距骨脱位而移位。因此,只要整复距骨脱位,使胫距关节面恢复正常,骨折也会随之复位。

(3)踝部骨折虽然可能同时出现内、外踝及后踝三处骨折,但除下胫腓联合分离者外,骨折远近端通常各形成一个单位。和一般骨折一样,踝部骨折也可能发生缩短、旋转、侧方或成角移位。整复骨折时,应先矫正缩短、旋转和侧方移位,最后矫正成角移位。

(4)在整复三踝骨折时,内、外踝与后踝通常不能同时复位。应先整复内、外踝,然后再整复后踝。

(5)若内踝骨折较小,往往会有软组织嵌入骨折缝之间。在复位时,须先将嵌入的软组织解脱,骨折才能得以复位。

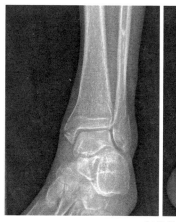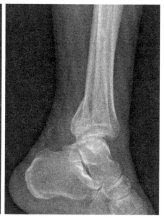

复位前

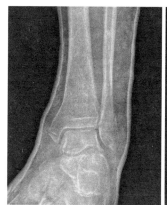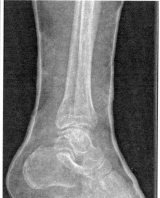

复位后

踝关节骨折复位 X 线片对照

70 肩关节脱位的常用复位方法是什么？

肩关节脱位在肩关节的外伤中是一种比较常见的损伤，是最常见的脱位类型，约占人体内所有关节脱位的45%。其中，前脱位尤为常见，前脱位在肩关节脱位中占到98%的比例，这种情况通常是由于上肢受到外展、外旋后伸的外力作用，导致肱骨头对前关节囊、韧带以及盂唇造成损伤，最终在外力作用下使肱骨头向前方脱位。

对脱位来说，一旦发现，应尽早进行复位。常用的手法复位方法为希波克拉底法，也就是脚蹬法。在复位过程中，患者应保持平卧位，复位者用脚蹬住患者腋窝，同时用手对脱位的上肢进行牵引，利用杠杆作用使肱骨头能够回复到关节囊内，从而成功完成手法复位。

需要指出的是，有些人肌肉较为发达，在脱位后肌肉会持续痉挛，有时在复位时不能够充分地抵抗，从而导致复位无法完成。如遇此类情况，则应在局部麻醉或者是全麻下进行复位，切忌强行复位而导致在复位过程中可能造成的继发损伤。

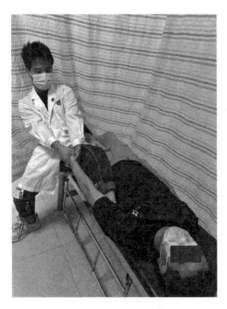

肩关节脱位脚蹬法复位

71 肘关节脱位常用的复位方法是什么？

肘关节脱位手法复位方法包括以下几种：

（1）后脱位时，助手握上臂，术者一手握前臂，在对抗牵引下助手拉上臂向后，术者一手牵前臂屈曲，一手压前臂近端向背侧，以松脱嵌入鹰嘴窝的尺骨鹰嘴。在边牵引边屈肘超过 90 度时可听到复位的声响，表示已复位。

（2）侧脱位时，助手将患肘伸直进行对抗牵引，术者两手握住脱位侧，以两拇指推挤肱骨远端，余四指将尺桡骨近端拉向相反方向，以矫正侧方脱位。

（3）前脱位时，尺骨位于肘前，常合并尺骨鹰嘴骨折。复位时应使用麻醉，助手握上臂进行对抗牵引，术者一手握腕部牵引，另一手向前臂近端后下方施加压力，同时逐渐屈肘，使鹰嘴突回复至滑车后侧，表示已复位。

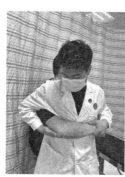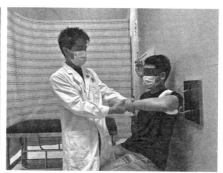

肘关节脱位复位方法

72 髋关节常用的复位方法是什么？

髋关节脱位后进行手法复位术，常用方法主要有两种。

（1）提拉法（Allis 法）：这种方法是比较常用的。患者躺在木板床上，保持仰卧姿势。助手按住两侧的髋部，术者用布带固定骨盆。然后助手双手环抱着患者的膝部，使膝盖弯曲呈 90 度。术者用自己的膝盖夹紧患者的小腿下端，双手用力向上提拉和外旋，使股骨头滑入髋臼窝内。当听到关节处发出的弹响声，术者内收、外展、旋转患者患肢，若能完成这些被动活动，则说明复位成功。

（2）问号法（Bigelow 法）：固定骨盆，操作与提拉法相似。然后术者一只手握着患者患肢的脚踝，另一只手托着髋关节使其弯曲，然后用力向上提大腿。在髋关节屈曲、内旋、内收的过程中，膝盖靠近对侧。接着在牵引下，髋关节外展、外旋，然后伸直大腿。听到关节弹响声且髋关节活动恢复正常，说明复位成功。由于这样的牵引动作形状像问号，所以称为问号法。

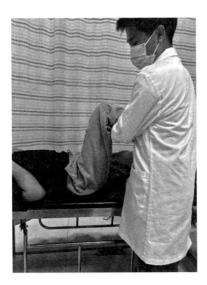

膝关节脱位复位方法

73 膝关节脱位复位方法是什么？

膝关节脱位可采用牵引提按复位和牵引挤压复位两种方法。

临床上常用的膝关节脱位复位手法主要为牵引提按复位。其主要的操作方法是助手牵引患者的下肢，术者一只手提大腿，另一只手按压小腿关节，使关节成功复位。这种复位手法主要适用于前后脱位的患者。

另一种方法为牵引挤压复位，其操作方法是助手牵引患者的下肢，术者使用双手分别放在膝关节的两侧，同时用力挤压，使膝关节复位。这种复位手法主要适用于侧方脱位的患者。复位成功后，患者应注意卧床制动休息，根据恢复的程度定期到医院复查，并及早进行关节屈伸练习，以尽快恢复关节的活动功能。

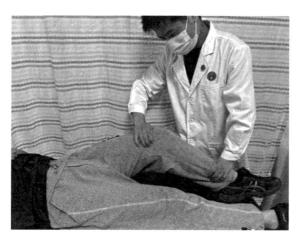

膝关节脱位复位方法

第四篇
各部位石膏技术

74 什么情况下使用前臂石膏托?

前臂石膏托是石膏包扎技术中最简单的一种。如果患者前臂骨折或者软组织损伤,并且医生认为石膏固定是合适的治疗方式,那么前臂石膏托可以帮助支持和保护受伤的区域。

具体来说,前臂石膏托主要适应于:① 腕部软组织伤;② 腕部急、慢性炎症;③ 腕骨骨折;④ 腕部脱位;⑤ 尺、桡骨远端骨折;⑥ 腕部术后。

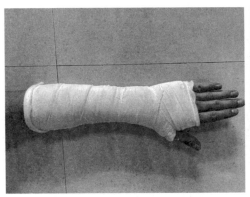
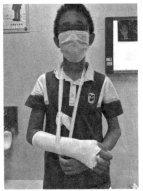

前臂石膏托

75 桡骨远端骨折（Colles 骨折）如何用前臂石膏托包扎？

在患肢牵引和整复后，需要对近肘部和腕部进行包扎。首先，我们将两层棉纸包裹在这些部位上，然后用宽度为 10 厘米的石膏绷带浸泡做条带。石膏条带的铺设方式是上宽下窄的长条形，宽度约为手臂周径的 2/3，长度大约是从肘部到掌指关节处的 1.5 倍。完成条带的制作后，我们将其放置在前臂和手背的位置。靠近肘部的一端应该距离肘下方 2 个横指的位置，而远离肘部的另一端则要过掌指关节约 1 厘米。为了更好地固定骨折部位，我们需要将条带的反折部分斜向大拇指侧的掌腕部，但不要让其接触到尺侧的石膏，以防止形成管型。这样做可以对骨折部位形成一个前后石膏夹，从而提高固定效果。最后，我们使用纱布绷带以螺旋方式包扎石膏托。在石膏未硬化之前，我们需要使用手法对其进行加压塑型，以保持骨折端的对位。常用的加压塑型方法是三点加压塑型法。以 Colles 骨折为例，术者站在患肢的外侧，右脚踏在方凳上，并屈曲右膝部。左手掌托于骨折近端的掌尺侧，并放置在右膝上。右手掌的鱼际部位抵住骨折远端的桡骨背侧，并向掌侧和尺侧施加压力。同时，将右手中指伸入患肢的虎口处，提起手部，使腕关节背伸。术者的右前臂掌侧近端抵住伤肢前臂背桡侧近端，这样就形成了三点加压固定。一旦石膏凝固，伤肢就会被固定在腕关节背伸尺偏位上。这时，牵引医师可以逐渐放松牵引。

76 舟状骨骨折如何用前臂石膏包扎？

包扎方法跟桡骨远端骨折基本相似,但有下列差别:① 桡骨远端骨折须将腕关节固定在伸展的位置(背伸和掌屈之间的中间位置)上,才能有持续牵引来维持体位;而舟状骨骨折通常在背伸 30 度功能位上固定。② 舟状骨骨折须将大拇指近节固定牢靠。操作法是在做前臂石膏托时,将长度再放长 10 厘米,然后剪下多余部分贴在拇指近节处用绷带固定即可。

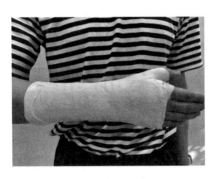

舟状骨骨折石膏

77 前臂石膏托固定后患者需要注意什么？

前臂石膏托固定后,患者应适当地活动食指,这对患肢的愈合和功能康复具有重要意义。对于康复过程中的食指活动,全面的活动范围是至关重要的。食指应该能够完全弯曲、伸展和散开。当我们握紧拳头时,所有的食指关节都应该能够完全弯曲,并且指尖都能触碰到掌心远侧的横纹(也就是掌骨小头的位置)。此外,拇指的活动也是关键,包括掌指关节的对抗、外展和内收活动。

为了实现这些活动的目标,制订一个综合性的康复计划是必要的。这个计划需要包括充分活动肩、肘和指关节,并加强相关肌肉的锻炼。通过这些锻炼,患者的食指和手部的力量和灵活性将得到增强,进而帮助患者更好地恢复手部的功能。

除了肌肉锻炼,促进血液循环也是非常重要的。血液循环的改善可以帮助康复过程中的患肢更好地得到愈合。为了促进血液回流和减轻肿胀,可以在石膏托靠近掌指关节处的中央位置使用锥子钻一个小孔,并通过这个小孔穿一根细绳。这样,患肢就可以被悬挂或高举起来,从而促进血液回流和消除肿胀。

78 什么情况下使用石膏指夹板前臂托?

石膏指夹板前臂托是一种常见且广泛应用于手部外伤的治疗工具。它由前臂石膏托和石膏指夹板构成,具有一定的硬度,可以有效固定伤指,起到治疗作用。同时,它还可以根据需要进行塑型,以更好地复位和贴合伤指。

它主要适用于以下情况:① 手部软组织伤;② 手部急、慢性炎症;③ 掌指、指间关节脱位;④ 掌骨骨折、指骨骨折;⑤ 手部术后;⑥ 食指持续牵引时。

79 使用石膏指夹板前臂托需要注意什么?

在手掌部位施加石膏时,需要注意不要扎得过紧,以确保未受伤的食指能够自由伸屈。特别是在第一掌骨基底部上方,这个部位没有肌肉覆盖,因此在施加石膏之前,必须使用衬垫棉纸,并小心地抚摩然后逐渐增加压力,以避免过度压迫。当手掌或食指掌侧存在创伤且需要进行开放性治疗时,也可以将指夹板放在背侧,以便更好地固定受伤的部位。

80 什么情况下使用手腕功能石膏架?

手腕功能锻炼石膏钢丝支架(伸腕、伸指弹力牵引装置)是一种治疗手臂伸肌障碍的有效工具,它能够对患者产生积极的治疗和康复作用。该支架设计简单,使用方便,能够有效预防手臂屈肌的萎缩。

该装置主要适用于以下 4 类病患:① 桡神经损伤引起的手臂伸肌瘫痪;② 手臂外伤所致伸肌障碍;③ 指、掌、腕关节僵直;④ 指、掌、腕关节屈曲挛缩畸形。

81 手腕功能石膏架如何使用?

为了进行适当的手部康复治疗,首先需要在患肢的前臂上包裹两层棉纸作为保护。然后,将预先准备好的手腕功能架放在患肢上以提供支撑。为了确保稳定性,可以使用纱布绷带或石膏绷带进行牢固固定。接下来,需要把每个食指的远端分别套入帆布指套内。有人可能会问,为什么要这样做?

这是因为这种治疗方法旨在通过调整钢丝架的方向来实现特定的治疗效果。这样做可以确保橡皮筋具有适当的弹力和所需的牵引角度。通过频繁地练习屈指、屈掌和屈腕运动,可以增强食指、手掌和手腕关节的功能。这些运动不仅可以锻炼相关肌肉,还可以有效防止肌肉萎缩和关节僵硬、挛缩。同时,利用橡皮筋的弹性回缩,可以替代手臂伸肌的作用,从而加强屈肌的训练效果。此外,这种治疗方法对于那些已经发生僵直和挛缩畸形的关节也具有显著的治疗和康复效果。通过稳定的牵引以及日常的运动训练,患者可以逐渐恢复关节的正常功能。这种方法对于促进关节的活动范围、增强肌肉力量和改善关节灵活性都非常有效。

综上所述,利用橡皮筋进行屈肌训练,并配合定期的屈指、屈掌和屈腕运动,不仅可以增强手部的功能,还可以有效预防并治疗肌肉萎缩、关节僵硬和挛缩等问题。这种方法能够帮助患者恢复其手部的正常功能,提高生活质量。

82 手腕功能石膏架使用需要注意什么?

在经修复后,患者仍需继续使用手腕功能石膏架,直至痊愈。在使用手腕功能石膏架的过程中,患者应结合主动活动和被动活动,以促进康复效果。此外,可以配合理疗来进一步帮助恢复肌肉功能,改善肢体的运动能力。通过锻炼康复中的肌肉,可以促进肢体的功能改善,加速康复进程。对于神经修复和关节挛缩患者,除了使用手腕功能石膏架外,还应继续进行治疗,并采取适当的措施来恢复肌肉功能,改善肢体的功能。这样可以更有效地促进康复,并提高患者的生活质量。

83 前臂石膏型的适应证和注意事项是什么?

在医疗实践中,前臂石膏型的适应证与前臂托相似。它一般适用于需要较长时间固定和确实可靠固定的患者,如桡骨远端骨折消肿后,部分腕骨骨折及月骨缺血性坏死等情况。

使用前臂石膏型时,需要注意以下几点:① 前臂石膏型最重要的是三点加压塑型,这样能有效固定骨折部位,防止移位和短缩畸形。在必要时,可以在食指、中指加铁丝指夹板进行持续牵引。② 掌心石膏应延伸至掌横纹处,并确保患者能够完全握紧拳头。③ 对于舟状骨骨折,建议使用带拇指近节的前臂石膏型固定 10～12 周为宜。在前臂石膏型的基础上，可以加贴一小块石膏条于拇指近节处，再用石膏绷带包绕两圈并抹平。在固定时，腕关节应置于功能位，拇指则取对掌位。

84 上肢石膏托适应证及注意事项是什么？

上肢石膏托主要用于治疗前臂中下 1/3 至上臂中上 1/3 的损伤。适用于以下情况：① 肿胀的上肢骨折患者；② 肘关节后脱位复位后，需要用上肢托固定 3 周以确保复位效果。

使用上肢石膏托时需要注意以下事项：① 石膏托长度需适中，过短则不能有效固定，并可能压迫桡神经，引起麻痹；② 肱骨髁部、尺骨鹰嘴区域因没有肌肉覆盖，应特别注意抚摩，避免石膏对其造成过分压迫。③ 患肢消肿后，若石膏托出现松动，应及时更换。

85 上肢石膏型适应证及注意事项是什么？

上肢石膏型主要适应于以下情况：① 前臂或肘部肌腱断裂；② 1 根或 2 根前臂骨骨折；③ 肘关节骨折；④ 肱骨髁部和髁上骨折；⑤ 前臂、肘部矫形外科术后。

使用上肢石膏型时，需要注意以下几点：① 对于前臂骨折，必须固定腕部,以确保尺桡骨茎突成为患肢的远端固定点,稳定骨折端;② 石膏固定时必须达到规定的长度范围,并精细塑型,以确保治疗效果并减少并发症的发生。

86 外展飞机架石膏适应证及注意事项是什么?

外展飞机架石膏,简称外展架或飞机架,主要适应于以下情况:① 肿胀较重的上肢闭合性损伤;② 肱骨骨折合并桡神经损伤;③ 肱骨大结节骨折、外科颈骨折,在上臂外展时能达到良好复位者;④ 有移位的肱骨干骨折,在肩部外展中间位能达到良好复位者;⑤ 肱骨髁上骨折已复位并包扎上肢石膏型后;⑥ 肩胛骨骨折;⑦ 臂丛牵拉伤;⑧ 严重的上臂或前臂开放性损伤;⑨ 肩、肘关节化脓性关节炎;⑩ 肩、肘关节结核;⑪ 肩部、上臂部矫形外科术后。

使用外展飞机架石膏时,需要注意以下事项:① 由于武装带要承受整个外展架和患肢的重量,所以该带需坚固且宽窄适宜。② 在外展架上进行上臂的持续性牵引时,患部应定期作 X 线检查,根据情况变化及时调整牵引力度和方向。③ 外展架包扎完毕后,应鼓励患者离床行走,睡觉时垫高外展架的肘部,以促进血液回流,防止患肩过分后伸或武装带断裂。

87 对肩贴胸石膏适应证及注意事项是什么?

对肩贴胸石膏适用于肩关节需要大约 1 个月时间固定的伤患,具体包括:① 肩部和上臂部软组织伤;② 肩部伤患;③ 肩关节脱位;④ 肱骨上端外展型骨折;⑤ 肩部和上臂部矫形外科术后。

使用对肩贴胸石膏时,需要注意以下事项:① 对肩贴胸石膏在躯干部不可包得太短或太松,以免影响患肢的固定效果。② 武装带在健侧肩部应固定为肩宽的 1/2。③ 患肢腋窝处应放置棉球以隔开皮肤,防止因出汗发炎。肘部也要放置棉垫并妥善塑型,以减少并发症的发生。④ 患肢的肩部和手腕部不应被包在石膏内,并应鼓励患者经常活动手腕,以促进血液循环。

88 U 字形石膏适应证及注意事项是什么?

U 字形石膏是一种常用的治疗方法,主要适用于无明显移位或经其他疗法治疗后的肱骨中、下 1/3 骨折患者。然而,在使用 U 字形石膏时,以下注意事项需要牢记:① 切忌在骨折整复后立即进行石膏绷带的 U 字形包扎,以免导致骨折端的再移位;② 老年患者应避免长期使用肩 U 字形石膏,以免骨折愈合后患肢不能外展。

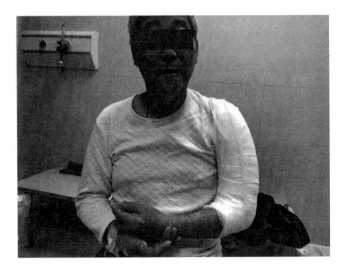

U 字形石膏

89 横 8 字形石膏适应证及注意事项是什么？

　　横 8 字形石膏主要适用于以下情况：① 锁骨骨折。② 肩锁关节脱位。③ 肩锁部其他损伤。④ 肩锁部矫形外科术后。

　　使用横 8 字形石膏时，需要注意：① 助手的工作十分重要，做得好能避免腋部血管、神经受压，保证上肢自然下垂。② 石膏包扎不可太松，以免患肩下沉而导致骨折再移位；也不可太紧，以防止血循环障碍和神经麻痹。③ 患者卧床休息时，应在背部中间垫一小枕，使两肩部后展，这有利于骨折的复位和固定。这些注意事项都能够有效促进骨折的治疗效果和增强患者的舒适感。

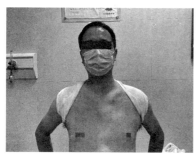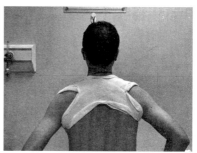

横 8 字形石膏

90 小腿石膏托适应证及注意事项是什么？

小腿石膏托主要适用于以下情况：① 跖骨、跗骨、趾骨骨折、内外踝及跟骨骨折；② 踝部扭伤、挫伤；③ 踝部疾患及该部位术后固定。

在使用小腿石膏托进行包扎时，需要注意以下几点：① 患者应平卧于石膏床上，患肢的髋关节和膝关节应处于屈曲位，以确保肌肉完全放松。② 前足既不应外翻，也不应内翻，踝关节应保持在 90 度的位置上。③ 在选择石膏托的长度时，近端的长度应适中，避免过短。如果石膏托的近端长度不够，小腿肌肉可能会凸出于石膏托上缘，

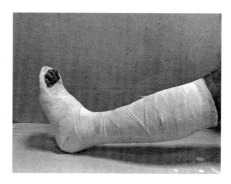

小腿石膏托

导致肌肉水肿。同时,石膏托的远端必须超过足趾尖至少0.5厘米。如果远端长度不够,会导致足趾尖露在石膏外面,这容易引起足趾的屈曲挛缩。因此,为了避免这种情况发生,确保石膏托的远端长度超过足趾尖0.5厘米是非常重要的。

91 小腿石膏管型适应证及注意事项是什么?

小腿石膏管型适应证与小腿石膏托相同,一般用于患者肢体肿胀消退后需要长时间固定的情况。在使用小腿石膏管型时,有几点需要注意:① 在石膏管型包扎的过程中,以及包扎完毕但石膏还未完全硬化之前,应随时抚摩石膏,以确保每层绷带之间能够紧密贴合,不留气泡。这个步骤非常关键,需要持续保持正确的操作手法。② 还需特别注意塑型过程中的正确姿势。在塑型小腿石膏时,应注重对内外踝以及足底部的塑型,这样做可以保持正常的足弓形状。具体来说,可以用两只手的拇指来塑造足底

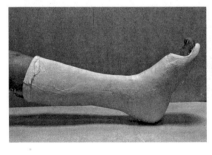

小腿管状石膏

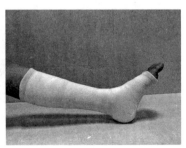

小腿高分子石膏

的横弓,同时用手掌来塑造足底的纵弓。通过以上步骤,可以确保小腿石膏在完全硬化前的正确包扎和塑型,这对于患者的康复至关重要,因为正确的石膏管型固定可以提供有效的支撑和保护。

92 下肢石膏托适应证及注意事项是什么?

下肢石膏托包扎是一种常见且有效的治疗方法,主要适用于下肢骨折、扭伤或其他损伤的患者。通过对受伤部位进行包裹,石膏托能够固定骨骼和软组织,从而减轻疼痛并促进愈合。下肢石膏托主要适用于以下几种情况: ① 膝关节疾患;② 膝关节挫伤、扭伤;③ 膝关节炎症;④ 小腿部青枝骨折;⑤ 股骨髁部骨折。

下肢石膏托包扎的范围应覆盖大腿根部腹股沟以下至足趾尖部,同时应确保膝关节和踝关节保持在功能位上。这种包扎方法可以为受伤部位提供稳定的支撑,并有助于康复过程。

93 下肢石膏管型适应证及注意事项是什么?

下肢石膏管型主要适用于以下两种情况:胫腓骨骨折和胫骨平台骨折。

在使用下肢石膏管型时,需要注意以下几点:① 与小腿石膏管型相同,需正确包扎石膏卷,并确保石膏固定牢固。在使用下肢石膏管型时,还需要特别加固膝关节部位石膏卷的包扎,并对膝部进行抚塑成型。这是因为膝关节是下肢骨折的关键区域,需要提供额外的支撑和固定。② 在完成石膏管型的包扎后,应进行下肢轴线的测量,以确保骨折部位恢复正常。测量的方法是从髂前上棘开始,经过髌骨中央,到第1~2趾蹼间。如果测量结果显示轴线不在一条直线上,可能需要对石膏管型进行调整,以确保骨折部位的正确恢复。

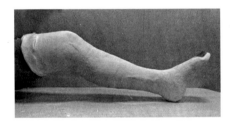 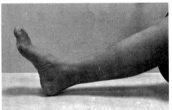

下肢石膏型　　　　　　　　　　　下肢石膏拆除后外观

94 下肢髋人字石膏适应证及注意事项是什么?

下肢髋人字石膏是一种常用的治疗工具,主要适用于以下情况:① 髋关节疾患及脱位手术后;② 40岁以下的中青年患者进行股骨颈骨折内固定手术后的康复;③ 股骨疾患及骨折和骨盆骨折经过牵引治疗后。

在使用下肢髋人字石膏时,有一些注意事项需要特别留意:
① 在进行包扎之前,必须确保患者的髋关节外展角度和膝关节
屈曲位置正确。② 在包扎过程中,对于髋部和大腿上端的包扎
必须要足够坚固,并且与患者的身体紧密贴合。③ 包扎完成后,
患者应该平卧在木板床上,同时腰部、膝部和踝部要垫好软枕。
患者在使用石膏期间应避免翻身,以免导致石膏型折断。遵守这
些注意事项能够确保下肢髋人字石膏的有效使用,并加速患者的
康复进程。

95 蛙式石膏适应证及注意事项是什么?

蛙式石膏是用于治疗小儿先天性髋关节脱位或半脱位的一
种常见矫形装置。在手法复位或手术切开复位后,蛙式石膏被用
来固定髋关节,以维持复位效果。

在使用蛙式石膏时,需要注意以下几点。① 在包扎之前,应
注意检查患儿髋关节的复位程度,以及大腿外展和外翻的角度,
还有膝关节屈曲的位置。这确保了石膏包扎的正确性。② 包扎
过程中,对髋部和大腿上端部的包扎要坚固并密贴患儿身体的各
个部位。③ 还需要准备一根长 50～60 厘米的小木棒。在石膏
型硬化后,将木棒横放于两侧膝关节下部,并将木棒固定在两侧
石膏型上。这种方法可以进一步加固蛙式石膏,提高其稳定性。
在使用过程中,需要注意避免尿液浸湿石膏型。因为尿液的浸

湿会导致石膏软化，从而无法起到固定作用。如果发现尿液浸湿石膏型导致其软化，应及时更换石膏，以保持复位后的固定效果。

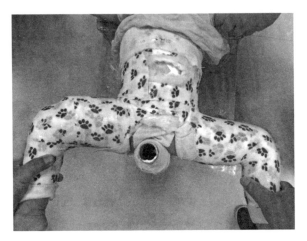

蛙式石膏照片

96 石膏床适应证及注意事项是什么？

石膏床主要适用于以下情况：① 脊柱脱位、骨折和其所引起的下肢截瘫，在脱位或骨折整复后的固定；② 脊椎急性或慢性炎症（尤其是脊柱结核）；③ 脊椎、骶髂关节或髋关节矫形手术后的固定（如颅底凹陷成形术后）。

使用石膏床时，需要注意以下几点：① 头背石膏床的耳部，应修削至耳后 1 厘米处，确保两耳外露；面部应修至眉弓处，下露双唇；两腋下应修去一掌宽的石膏，以便患者能贴胸腰放置。

② 供包扎用的石膏条带应保持足够的湿度,以便能够良好地贴合;助手也应经常洗手,避免先干结的石膏粒落入其中。③ 当患者需要翻身时(尤其是在存在前后石膏床的情况下),应采用细绳上下固定的方法来稳定患者的位置。这样可以减少翻身时对患者背部的压力,从而降低压疮的风险;在患者俯卧时,需要特别注意保持呼吸道的通畅,以免发生意外情况。经常调整患者的位置并确保患者的头部处于正确的位置,有助于维持呼吸畅通。

97 石膏背心适应证及注意事项是什么?

石膏背心主要适用于:① 胸腰段骨折、脱位;② 第 9 胸椎到第 3 腰椎的慢性炎症;③ 矫形手术后的固定。需要注意的是,部分人群不适宜使用石膏背心,例如,一般状况较差的老年人,心、肺和肾功能障碍者,怀孕的妇女或年龄过小的儿童。这些人群由于他们的身体状况可能会使得佩戴石膏背心过程中出现并发症的风险增加。

使用石膏背心时需要注意:① 石膏背心固定脊柱的着力点,前方是胸骨上部和耻骨联合部,后方是腰椎棘突处,所以这三处须包扎得相当坚固并与身体密贴;② 包好后腰部加枕垫,平卧于木板床上,不能睡很高的枕头或抬高头部,以免折裂胸骨柄部石膏;③ 耻骨联合部不要露在石膏外面,以免失去前下方的固定支持点。同时,如耻骨部露在石膏外面而患者仍能弯腰,并且在弯腰时感到石膏边缘深深压到耻骨上方的小腹部,会引起剧烈的疼痛和皮肤的摩擦性损伤;④ 患者返回病室后,要在腹部放 1 个热水袋,反复检查,确保不漏水。同时有条件可进行电热烘烤;⑤ 石膏固定后前 3 天要注意患者有无便秘和肠梗阻,必要时进行肛门排气;⑥ 在站位包扎后,石膏未硬化前,医师如果要使患者脊柱更加前凸,可用膝部抵住石膏背心的后腰或畸形凸出的病变部,用力扳患者两肩向后,直到石膏硬化为止;⑦ 在石膏完全硬化干燥以前,避免患者行走,以免腰部石膏折裂。椎弓同时有骨折的患者,在石膏固定后前 6 周内绝不可起床,以免发生危险。

在石膏固定骨折后的康复过程中,根据病情的发展程度,进行四肢肌肉和背部肌肉的活动练习是非常重要,这有助于预防肌肉萎缩,并促进患者的康复。

98 石膏腰围适应证及注意事项是什么?

石膏腰围主要适用于: ① 腰椎间盘突出症或其术后;② 腰部扭伤。③ 腰肌劳损等腰部疾患。同样需要注意的是,部分人群不适宜使用石膏背心,比如:一般状况较差的老年人,心、肺和肾功能障碍者,怀孕的妇女或年龄过小的儿童。这些人群由于他们的身体状况可能会使得佩戴石膏背心过程中出现并发症的风险增加。

使用石膏腰围的一般注意事项及功能锻炼与石膏背心相似。对于腰部较粗或身体形状较圆的患者来说,为确保固定效果,可以在两个乳房下方各穿一洞并交叉固定在背后,如同西服背带一样,这样可以有效地防止石膏腰围滑动。此外,患者还应重视功能锻炼,以加速腰部肌肉的恢复和增强。

99 颌胸石膏适应证及注意事项是什么?

颌胸石膏,又称石膏围领,常用于处理颈椎损伤以及术后的辅助治疗。该装置能够提供稳定性和支撑,有助于减轻颈部压力,缓解颈椎疼痛,并促进愈合过程。颌胸石膏通常由医生根据患者的具体情况量身定制,它是一种由石膏或其他材料制成的刚性颈围,固定在颈部和胸部之间。这种结构确保了颈椎的稳定性,并限制了异常的头颈运动。同时,颌胸石膏还可以减轻肌肉紧张和颈部受力,从而缓解疼痛和不适感。

使用颌胸石膏时,需要注意以下几点:① 患者术前需全部剃去头发和胡子;② 在纱套的鼻翼处可开一小孔,以便患者呼吸顺畅;③ 颈部在直立牵引时,颈椎应处于轻度过伸的位置,所以一般情况下须保持颈部伸直,不可向前或向后倾斜;④ 下颌和枕骨粗隆部必须牢固固定在石膏内,以确保颈部不会进行旋转活动。

100 头颈胸石膏适应证及注意事项是什么？

头颈胸石膏主要适用于上胸椎和颈椎骨折、慢性炎症以及矫形手术后的固定治疗。这种治疗方法通过使用石膏材料，在患者的头部、颈部和胸部进行固定，以稳定受损的骨骼结构。

使用头颈胸石膏时，需注意以下几点：① 一般注意事项与颌胸石膏包扎相同；② 如头部包扎过紧影响进食，可在头环正中切开，衬垫棉纸后用胶布固定，以减轻不适感；③ 在单纯固定颈椎部病变的情况下，建议在使用石膏固定时不要将其修削至乳头部位。这是因为敏感的乳头如果露在石膏外面，会受到石膏边缘的摩擦而导致疼痛不适。相比之下，应该将敏感部位完全包裹在石膏内，以确保患者的舒适度。

第五篇
骨科石膏固定患者的护理

101 石膏未干时需要如何保护？

在石膏未干时，由于受力不均或处理不当等原因，石膏容易发生变形甚至断裂。因此，在石膏固化过程中，需特别注意以下几点：

（1）石膏包扎后，患者应该保持原来的位置至少10～15分钟，待石膏完全硬化后再进行搬动。在搬动患者时，必须有专人对石膏进行适当的支撑。例如，在抬起长腿髋人字石膏时，应同时托住患者的后腰部、髋部和膝部。如果只托住小腿和腰部，石膏可能会在髋关节和膝关节处折断。对于躯干部石膏型，应避免用手来抱，可以先使用一个枕头来托住腰部，然后由两人捏住枕头的两端，抬起枕头，以便移动患者的身体部分。在将患者放到推车上之前，需要事先在推车上放置与石膏凹陷部形状相符的垫子或沙袋，以防止石膏折断。

（2）在对下肢进行石膏包扎后，应该在踝后部和膝关节后部垫高，以保持石膏型固定在正确的位置。一般来说，在平卧位时，石膏应该比心脏水平位置高10～30度为宜。这种垫高的做法不仅能促进血液和淋巴回流,还能确保石膏型保持在正确的位置上。然而,常见的错误是枕垫过软,或者远端肢体垫得不够高。由于石膏和肢体的重量,可能导致远端肢体会下垂,从而影响血液的回流。因此,在膝以下石膏包扎后,可以将患肢置于勃朗架上抬高。外展飞机架石膏固定后,还应该将肘部垫高。另外,当髋部需要进行人字石膏固定时,踝部后面的垫高不宜过高,以防止石膏型在髋部发生折断。

（3）石膏固定后,禁止压重物或用手捏石膏表面,以免影响固定效果。在搬运石膏时,应该用手掌来托住石膏,避免用食指去捏压石膏,以防止石膏发生变形或凹陷,在石膏内表面形成凸起,给局部皮肤造成压力。

（4）为了促进石膏的干燥固化,应避免用棉被或其他物品覆盖在石膏表面上,这是因为覆盖物会阻碍石膏内部的空气流通,导致水分无法有效地蒸发,从而延缓石膏的干固速度。在夏季,我们可以选择将患者放置在通风良好的房间中。良好的通风可以帮助空气循环,促进水分的蒸发和石膏的干燥。而在其他季节,我们可以采用远红外线灯进行烘烤的方法来促进石膏的干固。这是因为远红外线灯的辐射可以加速水分的蒸发,从而加快石膏的干燥速度。但需注意的是,在使用灯烘烤时,应保持灯与石膏的距离在60厘米以上。此外,我们还需要确保灯的温度适宜,以免石膏吸收过多的热量,无法及时散发,从而可能灼伤石膏内的皮肤组织。

102 石膏干固后需要如何保护?

（1）在为石膏提供适当的支撑和保护以使其完全干固后，它会变得更加坚硬，但也更加脆弱。因此，为了保持其稳定性，我们需要根据石膏型的外形和凹陷部位为其提供适当的支撑，如使用枕头和沙袋等物品。此外，切记在石膏上方不放置重物，因为这可能导致石膏断裂。在患者翻身、搬运或进行功能锻炼时，务必为石膏提供足够的支撑和保护，防止其受到扭曲或断裂。

（2）在保持石膏外观的清洁方面，有几点需要注意。首先，我们必须防止大小便或引流液污染石膏。对于伤口位于石膏开窗处的患者，我们应该及时进行换药处理。在每次冲洗和换药之前，应该使用足够的敷料覆盖伤口周围的石膏，以防止引流液污染石膏或沿着石膏内壁流入低位。换药时，我们应该及时清除被污染的纱布。如果石膏被脓液浸透，必须立即更换。特别是对于女性患者，在使用髋部人字石膏固定时，每次小便都应小心保护臀部的石膏，以防止其受到污染。如果不小心沾染了污物，可以用湿毛巾轻轻擦拭石膏表面，以保持其清洁。

103 石膏固定后需要观察哪些病情?

石膏固定后需要观察：① 患肢的血液循环情况；② 石膏包

扎部位的局部状况，包括是否出现石膏内出血、压痛等症状；
③ 患者的全身情况。

104 石膏固定后观察患肢血液循环的重要性？

在四肢石膏固定的患者中，由于肢体血管神经损伤引起的充血水肿反应或石膏绷带包扎过紧等情况，都可能导致患肢血液循环受阻。如果未能及时发现和处理，可能会引发组织缺血坏死等严重后果。因此，对于接受石膏固定的患者，尤其是在伤后 2～3 天以及石膏固定后的 24～48 小时内，我们必须密切关注患肢的血液循环情况，一旦发现异常，应立即向医生报告。

需要观察的指标包括肢端皮肤颜色、温度、远端动脉搏动、毛细血管充盈情况、肢体肿胀程度、指（趾）的活动情况以及患者是否主诉疼痛或感觉麻木等。通过观察这些指标，我们可以判断患肢的血液供应是否正常。例如，如果肢端皮肤呈现发红、发紫或发黑的情况，可能意味着血液供应不足或组织缺血。此外，通过比较患肢与正常肢体的温度可以帮助我们判断是否存在血液循环问题，因为血液循环不畅通的患肢通常会比正常肢体更凉。

此外，还需要特别关注远端动脉的搏动情况。因为一旦动脉搏动减弱或消失，可能意味着血液供应受阻。同时，毛细血管的充盈情况也不容忽视，充盈不良可能意味着血液循环存在障碍。此外，观察肢体的肿胀程度以及指（趾）的活动情况，也可以为我们提供一些有关血液循环状况的线索。

105 石膏固定后如何观察患肢血液循环？

（1）皮肤颜色、温度：正常皮肤颜色应红润。如果动脉供血受阻，患肢会因贫血性缺血导致肢端皮肤变为苍白；如果静脉回流受阻，患肢则会出现瘀血性缺血，表现为肢端皮肤呈青紫色。血液循环障碍时，肢端皮肤温度通常较健侧低，甚至感觉冰冷。需要注意的是，这种情况应与石膏固定后肢体保暖不够导致的皮肤温度下降相区分，应结合其他指标一起综合分析。

（2）患肢肿胀：静脉回流障碍时，患肢多表现为严重肿胀，此时应注意与健侧肢体比较，肿胀严重时皮肤正常纹理会消失，且皮肤会发亮。

（3）动脉搏动：如果石膏内或组织内压力增大，阻断较大动脉的血液供应，会导致肢端动脉搏动减弱或消失，这通常提示组织缺血程度严重。因此，石膏固定后的 24 小时内，护士应经常观察并记录肢端动脉搏动情况，并注意进行动态观察和比较。

（4）毛细血管充盈情况：可通过压迫甲床后观察血液回流的速度来作为参考。

（5）疼痛：骨折复位后，疼痛通常会明显缓解。如果疼痛持续存在，并且程度剧烈，一般措施难以缓解，则应高度警惕。疼痛常常是血液循环障碍的最早期表现之一。

（6）感觉异常：神经组织对缺血反应最敏感，感觉纤维会最早出现异常改变，表现为肢端麻木、感觉迟钝或消失。

（7）活动障碍：肌肉组织缺血后，表现为食指或足趾的肌力减弱、活动受限。严重缺血时，食指（足趾）可能呈屈曲状态，被动活动时可引起剧烈疼痛。

根据综合判断，动态观察是评估指标的重要组成部分。一旦发现患者出现患肢苍白或青紫的情况，并伴有明显的肢体肿胀或剧痛，应立即剖开石膏、抬高患肢、解除压迫，以改善血液循环状态。

106 石膏包扎后如何进行局部观察?

（1）石膏内出血：手术后或有创口的患者在石膏包扎后，血液可能会渗透到石膏表面。通过观察石膏表面的血迹大小和颜色，可以初步判断伤口出血的情况。有时，出血可能会沿着石膏内壁流向较低位置，因此需要特别留意这些位置是否有出血现象。如果石膏表面出现黄色斑点，那可能是血清渗出所致。如果没有其他症状，一般情况下不需要进一步处理。

（2）压痛：常因为石膏绷带包扎压力不均匀、石膏内面凹凸不平或关节塑形不佳所导致。这些情况会使石膏在肢体某一固定部位施加过多压力，轻者会感到压痛，而严重情况下可能导致压迫性溃疡和组织坏死。在下肢石膏中，常见的压力点包括足跟、外踝、小腿肚和股骨外踝等部位；而在上肢石膏中，常见的压力点包括尺骨小头、手掌的尺侧和肱骨内上髁部等部位。如果患者在这些部位持续感到压痛，并且更换石膏后症状仍未缓解，那么可能需要在相关部位进行局部开窗手术，以减轻压力。

107 石膏包扎后如何进行全身情况观察？

对于躯干部位采用石膏背心或髋人字石膏固定的患者，除了观察石膏表面的情况外，还应特别注意观察患者的面色、呼吸、血压和脉搏的变化。如果患者出现腹痛、呕吐等症状，应及时给予相应的对症处理。这些症状可能提示存在其他并发症或问题，需要及时进行评估和处理。在患者术后恢复期间，及时与医生沟通并遵循医生的建议至关重要。

108 石膏固定后的患者一般护理需要注意什么？

（1）在进行石膏固定之前，应确保肢体或躯干部位清洁，如有伤口存在，需要妥善换药。这样可以有效预防感染和进一步并发症的发生。

（2）在寒冷的环境中，需注意保持患者的体温，防止感冒和其他寒冷引起的疾病。同样，在高温环境下，尤其是对于躯体大型石膏固定的患者,要做好防暑降温工作,以防止中暑的发生。

(3)协助患者翻身和活动,并满足他们的基本生活需求,这对于保持患者舒适和确保固定效果至关重要。

(4)长期使用石膏固定的患者,需特别注意皮肤护理。石膏拆除后,局部皮肤表面可能覆盖一层坏死的上皮组织,可以使用温热的湿毛巾热敷后轻轻擦拭,切记不可强行撕剥。这有助于促进坏死组织的脱落,并促进皮肤愈合。

109 石膏固定后的患者如何进行功能锻炼和活动?

(1)石膏未干时,可进行石膏内的肌肉舒缩活动,每天2至3次,每次完成50个肌肉舒缩。石膏完全干固后,指导患者进行下肢直腿抬高、肩关节运动等活动。确保固定的关节牢固,未固定的关节则需适度活动,以防肌肉萎缩和骨质疏松。如条件允许,鼓励患者下床活动,并学习使用拐杖等辅助器具。初次下床活动时,应特别注意保护患者,防止意外损伤。

(2)拆除石膏后,为了尽快恢复肢体和关节功能,患者应每天进行2~4次的肌肉按摩和功能锻炼。这些活动有助于从被动活动逐渐过渡到主动活动,帮助肌肉和关节恢复正常的运动范围和力量。

(3)根据需要,物理治疗可以作为辅助手段来促进康复。物理治疗师可利用各种技术和方法,如热敷、冷敷、超声波、电刺激等,来缓解疼痛,减轻肌肉紧张和炎症,并促进血液循环。

(4)在恢复期间,患者应积极配合医护人员的指导,遵循个体化的康复计划。这包括正确执行肌肉按摩和功能锻炼的技巧,逐步增加运动强度和频率,并认真参与物理治疗的程序。同时,患者还需注意疼痛和不适的反应,及时向医护人员报告,以便调整治疗方案。

110 石膏可以打得短点吗?

石膏固定的长度通常是医生根据患者的骨折或损伤情况来决定的,以确保骨骼能够适当愈合。石膏的长度和位置通常是根据医疗需要经过精确测量和固定的,以确保骨骼愈合的正确位置和姿势。如果患者对石膏的长度有疑虑或感到不适,不要尝试自行拆除或缩短石膏,否则可能会影响愈合的质量和时间,甚至可能引发并发症。

111 石膏可以沾水吗?

对于普通石膏来说,进行石膏固定后,一般情况下要尽量避免让石膏长时间浸泡在水中,因为湿透的石膏会失去支撑力并容易破损。此外,湿透的石膏还可能引发皮肤问题,如感染或湿疹。

所以洗澡时,可以使用专门设计的塑料袋或石膏袋,将石膏部位包裹好,以防止水渗透。务必确保密封良好,避免水进入石膏内部,尽量减少石膏与水的接触机会。在洗手或洗脸时,可以使用湿毛巾轻轻擦拭石膏周围的皮肤,但要避免水直接接触石膏。如果石膏意外湿透了,可以用吹风机在低温下小心吹干,或者尽快联系医生进行检查,可能需要更换石膏。

高分子石膏通常具有一定的防水性能,允许患者进行接触水的活动,比如洗澡和游泳。然而,不同类型的高分子石膏可能具有不同的性能特点,因此仍然需要遵循医生的指导,确定何时可以安全地进行水上活动,并了解如何在水中妥善保护石膏。

112 刚打好石膏感觉肿胀、疼痛怎么办?

刚打好石膏后感到肿胀和疼痛,这是相对常见的情况。这通常是由于创伤和石膏固定引起的,可以采取一些措施来减轻症状。

提高患肢的高度:尽量将受伤的肢体抬高,以减轻肿胀。这有助于改善血液循环,减少肿胀。

冰敷:轻轻地在石膏周围放置一个冰袋或包裹一些冰块的毛巾,每次大约15～20分钟,以减轻肿胀和疼痛。务必在冰袋和皮肤之间放置一层织布或毛巾,以防止冰直接接触皮肤。

服用消肿止痛药:如果肿胀和疼痛较为严重,可以在医生的建议下服用消肿止痛类药物,以缓解不适感。

不要试图拆除或调整石膏,以免影响愈合过程。如出现皮肤变色、肿胀明显增加、疼痛加剧或感觉异常,请立即就医。

113 骨折打石膏后吃东西有忌口吗?

骨折打石膏后吃东西通常没有特别的忌口要求,但是一般来说,保持均衡的饮食对于骨折的愈合和康复非常重要。蛋白质对于骨折的愈合和肌肉的恢复很重要。可以多摄入鸡肉、鱼类、豆类、乳制品等富含蛋白质的食物。建议适当进食高钙食物,钙是骨骼健康的重要成分。确保摄取足够的钙,包括牛奶、奶酪、酸奶、豆腐等。维生素 D 有助于钙的吸收,因此确保您的食物中包含足够的维生素 D,或者在医生的建议下服用维生素 D 补充剂。维生素 C 有助于伤口愈合,可以摄取新鲜水果、柑橘类水果和蔬菜,以确保足够的维生素 C 摄入。除此之外,还需要避免过多摄入咖啡因和糖,因为过多的咖啡因和糖可能会影响钙的吸收。

114 石膏固定后的全身并发症有哪些、如何预防?

对于长期卧床的患者,还必须注意预防压疮、坠积性肺炎及泌尿系感染等并发症的发生。

（1）压疮：为了避免压疮的发生，护理人员应采取适当的措施，包括定期翻身以减轻身体的压力，保持皮肤清洁干燥，并使用合适的支撑装置来减少接触面积。石膏边缘应修理整齐、光滑，避免卡压和摩擦肢体；保持床单清洁、整齐，定时协助患者翻身，避免对皮肤的不良刺激及长期受压；此外，注意饮食调节和补充营养也是非常重要的，以提高皮肤的健康与抵抗力。

（2）坠积性肺炎：及早采取积极的呼吸道护理措施，如深呼吸、咳嗽和使用呼吸道清洁装置等，是十分重要的。鼓励患者床上活动及深呼吸，定时翻身、叩背。另外，保持室内空气流通以及避免冷凉的环境也有助于降低坠积性肺炎的发生率。

（3）泌尿系感染：鼓励患者床上活动，多饮水。对留置导尿管的患者，应注意无菌操作，做好会阴部护理，定时更换尿袋，尽早拔除尿管，以减少逆行感染的机会。

第六篇
骨科石膏固定后的康复锻炼

115 骨科石膏固定后康复锻炼有多重要?

近年来,外科医师越来越重视创伤后的康复治疗。这是因为采取有效的康复治疗措施对于提高临床治疗效果、改善和恢复或重建患者的功能障碍具有重要意义。正确掌握创伤后康复治疗的原则及方法,并根据不同患者的特点进行个体化康复指导,是创伤康复治疗的关键。

创伤后的康复治疗是一项综合性、系统性的治疗过程,旨在通过各种康复手段和技术,帮助患者尽快康复并恢复日常生活功能。这些康复手段包括物理治疗、职业治疗、语言治疗,以及心理支持和社会适应辅助等。

在创伤后的康复治疗中,个体化康复指导的重要性不言而喻。每个患者的创伤特点、身体状况和康复需求都可能有所不同,因此,针对不同患者制定个性化的康复方案是非常必要的。康复医师需要全面评估患者的身体功能、认知能力、社会环境等因素,才能制订出最适合患者的康复计划。

创伤后康复治疗的原则是基于科学的理论和临床实践经验。

目标是通过促进组织修复和再生,恢复受伤部位的功能,并最大限度地减少并发症和功能障碍。康复治疗包括早期康复干预、适当的运动与锻炼、疼痛管理、心理支持、社会适应训练等。

总之,创伤后的康复治疗近年来受到外科医师的重视,并已被证明对于提高临床治疗效果、改善和恢复或重建患者的功能障碍具有重要意义。正确掌握创伤后的康复治疗原则及方法,并根据不同患者的特点进行个体化康复指导,是创伤康复治疗的关键。

116 创伤康复治疗的原则是什么?

运动系统损伤的康复治疗主要在于保持和恢复基本的运动能力,包括肌肉力量及关节活动的范围。创伤康复治疗是一个综合的医疗过程,所采取的康复措施既要有助于受损伤组织的修复,又须使受损伤或减弱的功能得到恢复和增强。因此,创伤后的康复治疗必须遵循以下原则:

(1)个体化:康复治疗必须根据每位患者的具体情况制定个体化的方案。不同的损伤类型以及患者的身体状况和需求可能导致不同的治疗方法和计划。

(2)渐进性:康复治疗应该是一个逐步进行的过程,从轻微的运动开始,然后逐渐增加强度和难度。这样可以避免二次损伤,并且帮助患者逐步恢复运动能力。

(3)综合性:创伤康复治疗需要综合运用不同的治疗方法和

技术,包括物理疗法、康复训练、药物治疗等。综合性的治疗可以更全面地促进受损伤组织的修复和功能恢复。

（4）目标导向：康复治疗应该设定明确的治疗目标,并且根据这些目标制订相应的康复计划。这样可以保证治疗的有效性和可衡量性,并帮助患者更好地追求康复。

（5）持续性：康复治疗是一个长期的过程,需要持续的关注和努力。患者和康复团队应该保持密切的合作和沟通,以便根据患者的进展调整治疗方案,确保最佳的康复效果。

117 创伤康复训练的方法主要包括什么?

在创伤后的康复治疗中,除了主要采用各种运动疗法外,及时、适当地应用物理疗法也是一种有效的治疗方法。物理疗法的应用可以帮助减轻肿胀和疼痛、改善血液循环、促进创伤的愈合过程,并且可以防止和减轻肌肉萎缩。

118 运动疗法指的是什么,其目的是什么?

运动疗法是通过使用运动器具或不使用器具的方式来治疗疾病或外伤。其本质在于通过进行局部或全身的运动疗法来缓解症状并改善功能。

全身运动疗法的目的是恢复全身的体力,这与局部损伤的恢复间接相关。通过进行全身性的运动,可以促进身体的整体恢复和康复过程。而局部运动疗法的目的主要包括以下几点:

(1)增强肌力:通过有针对性地运动,可以有效地增强肌肉的力量,从而帮助患者恢复正常的肌肉功能。

(2)增强耐力:通过进行持续的、适度强度的运动,可以提高患者的心肺功能和体力水平,使其具备更好的耐力。

(3)改善或维持关节正常活动度:通过进行特定的关节运动,可以促进关节的灵活性和稳定性,避免关节僵硬和功能障碍的发生。

(4)改善运动的协调能力:通过进行各种协调性的运动练习,可以提高患者的运动协调能力,从而减少因运动不稳定和失衡所带来的风险。

119 骨折康复过程中的物理治疗包含哪些?

在骨折康复过程中,物理治疗起着至关重要的作用。物理治疗是通过应用物理手段和技术来帮助骨折患者恢复功能和进行疼痛管理。下面是几种常用的物理疗法在创伤康复中的应用:

(1)各种热疗可改善局部血液循环,促进消炎、消肿及组织修复。

(2)直流电及低中频电流可以刺激神经、肌肉,作为主动运动的补充或替代方法,用于防治肌肉萎缩。

（3）经皮神经电刺激被越来越多地用于治疗各种疼痛,并获得了较好的疗效。

（4）直流电离子导入、音频电流、超声及各种热疗等具有软化瘢痕、松解粘连的作用。热疗还能增强纤维组织的可塑性,配合关节功能训练能明显提高疗效;

（5）电刺激、电磁场及静电薄膜等疗法,可加速骨痂生长,促进骨折愈合;但当肢体内有金属内固定物或其他金属异物时,高频电疗应视为禁忌。

120 骨折康复过程中的全身综合治疗有哪些?

在骨折康复过程中,全身综合治疗尤为关键。尤其是在卧床期间,对于年老的患者来说,存在引发全身性并发症的风险,严重时甚至可能危及生命。因此,当下肢或脊椎骨折患者需要较长时间卧床时,必须特别注意预防措施。为此,康复医师和临床骨科医师需要密切合作,制订切实可行的康复活动计划,以尽早恢复患者的活动能力。这包括鼓励患者尽早下床,进行早期负重练习,并在必要时使用轮椅、倾斜床等辅助设施,以及步行器、双拐等辅助工具,帮助患者进行患侧下肢不负重或部分负重的站立和行走。对于那些不得不卧床的患者,应该加强预防各种并发症的措施,并进行床上保健操的练习,以促进康复。